Inhaltsverzeichnis

Danksagung

Ich danke folgenden Personen und Athleten:

Meiner Mutter, meinem Vater, meiner Schwester, meiner Frau Nicole, Erwin Drexelius, Claudio Seck, Riad Rumahi, Peter Baers, Wolfgang Kleinhans, Tom Geel, Armin Memic, Sven Knebel, Detlef Bischop, Rainer Frerriks, Oliver Bschor, Tanja Zander, Markus Berlet, „Hovo“, Harald „Wolven“ Mangold, Jürgen Stickelbrock, Patrick Urbanczyk, Willi Odenthal, Yvette Bova, Melody Spetko, Bianca Paul, „Katy“, Arthur Lee Robinson, Jörg Albert, Andre Regestein, Reinhard Maier, Walter Pöbel, Reza Safa, Eduard Ziaja, Rita Sargo, Felix Döhring, Mark Baumgart, Carsten Jürgensen, Diana Baier, Jörg und Dirk Korneffel, Robert Heiduk, Peter Preuß, Jan Budde, Winfried Maldener, Werner Gölzer, Matthias Herzog, Rolf Feldmann, Werner Kieser, Robert Steiniger, Torge Kühn, Sven Hillebrandt, Mehmet Özsayin, Marc Schur, sowie dem nordrhein-westfälischen Bodybuilding Verband IFBB, der Fitness Factory Düsseldorf, dem KSV Bochum e.V., dem AC Bochum e.V. und allen Mitgliedern und Athleten des ehemaligen Bodybuilding und Kraftsportvereins Excalibur e.V. Bochum.

Vorwort

Ich bin kein gelernter Schriftsteller. Ich habe weder die notwendigen Fähigkeiten noch die Kenntnisse und es ist auch nicht meine Absicht, mit diesem Buch in dieser Hinsicht einen Preis zu gewinnen. Ich war noch nie der Beste in Grammatik, Rechtschreibung usw.. Eine Sache beherzt machen, erklären oder niederschreiben zu können sind verschiedene Paar Schuhe. Ich bitte dies beim Lesen zu berücksichtigen.

Dies ist eine Buchreihe für Praktiker, also für Leistungstrainierende, die auf der Suche nach immer sinnvolleren, aber vor allem effektiveren Methoden zur Steigerung der körpereigenen Muskelmasse sind.
Ich gehe davon aus, dass gewisse physiologische Grundkenntnisse, Selbsterfahrungen, ein ausreichender Leistungsstand (gute körperliche Verfassung und bereits mindestens 6-12 Monate korrektes Training mit Gewichten) und ein optimaler Gesundheitszustand vorliegen. Es werden Erfahrungen und Erkenntnisse aufgezeigt, die ich im Laufe der letzten 20 Jahre als Leistungstrainer und erfolg-reicher Wettkampfathlet am eigenen Leib, an unzähligen Trainierenden und er-folgreichen Wettkampfathleten auf nationaler Ebene bis internationaler Ebene, welche ich betreue (unter anderem als früherer Sportwart der IFBB NRW), gewonnen habe und die sich mittlerweile in einer unaufhörlich wachsenden und begeisterten Anwenderzahl täglich aufs Neue mit überdurchschnittlichen Erfolgen bestätigen.

Ich selber z.B. konnte während meiner gesamten Trainingszeit mein anfängliches Körpergewicht von nur 49kg auf mehr als das Doppelte erhöhen (Höchstgewicht 115kg) und erfolgreich an einer Vielzahl von Wettkämpfen (Bodybuilding, Kraftdreikampf, Strong Man usw.) teilnehmen. Meine Frau konnte innerhalb kürzester Zeit ihr Potenzial sowohl in reinen Kraftsportarten (z.B. wurde sie Landesmeisterin im Bankdrücken mit einer Leistung von 130kg) als auch im Leistungsbodybuilding (unter anderem wurde sie Gesamtsiegerin der Deutschen Meisterschaft 2004 und sie ist mittlerweile IFBB-Profi Bodybuilderin) entfalten.
Sämtliche von mir betreute Trainierende und Athleten legten nach langer Stagnation endlich wieder drastisch und überglücklich zugleich zu und zeigten bei Wettkämpfen eine stark verbesserte Form (und der damit verbundenen, entsprechend sehr guten Platzierung). Teilweise hingen sie vorher schon Jahre auf einem frustrierenden Leistungsplateau fest und dies obwohl sie beinahe wirklich alles versucht hatten. Dass es teilweise noch zu schubartigen Massezuwächsen selbst während der Wettkampfdiät kam, war kein Ausnahmefall und ein Athlet bekam sogar noch während der letzten Wochen vor seinem Wettkampf Dehnungsstreifen an den Armen, weil sie so stark an Umfang zunahmen.

Da sich jedoch die überregionale Lage, was Sinn und Unsinn in Bezug auf wertvolle und für jedermann zugängliche allgemeine Informationen zum Thema „effektiver Muskelaufbau“ betrifft, seit Beginn meines eigenen Trainings im Jahre 1985, bis heute nicht verbessert bzw. sogar offensichtlich immer weiter verschlimmert hat, sehe ich es u.a. als meine moralische Pflicht an, die von mir gewonnenen Ergebnisse und Prinzipien nicht länger nur an mein näheres Umfeld zu vermitteln, sondern zudem in Form dieses Ratgebers, als echte Option für jene anzubieten, welche bisher hilflos den größtenteils irreführenden und widersprüchlichen Aussagen und Mythen der „Fitnesswelt“, ausgeliefert waren.

Dieses Buch enthält sicher wertvolle Informationen, die auch für Trainer, Sportwissenschaftler oder gar Mediziner von Bedeutung sein können, aber mein Hauptanliegen ist es, dass der Leser die Informationen nicht nur liest und versteht, sondern dass er sie vor allem erfolgreich auf sein eigenes Training umsetzt.

Wichtige Aspekte und Themen wie Motivation, geistige Einstellung, Genetik und Ernährung usw. werden auch angesprochen und somit wird dieses Buch sicher nicht nur so manches Bücherregal eines leidenschaftlichen „Pumpers“ auf wertvolle Weise ergänzen, sondern zudem einen praktischen Leitfaden für jene darstellen, die schon lange erkannt haben bzw. zu der intelligenten Einsicht gelangt sind, dass um die eigene Lebensqualität, Gesundheit und Power auf ein Höchstmaß zu bringen, es nach heutigen Kenntnissen keine effektivere Betätigungsform als ein sinnvolles, progressives Widerstandstraining gibt.

Ein Grundelement jedoch wird die Leserschar deutlich selektieren:

Die Motivation

Nur wer wirklich will, wer das Eisentraining wirklich liebt, und wer tagein, tagaus von dem ständig brennenden Wunsch getrieben wird, mehr Muskelmasse und Kraft haben zu wollen – der wird den Anstrengungen und Belastungen, welche ihn hier erwarten, freudig entgegentreten.

Wer es auf Dauer nicht schafft, die naturgegebene, eigene Trägheit in seinem Team aus körperlichen und geistigen Faktoren auf ein gesundes Mindestmaß zu zähmen und wer in diesem System nur eine weitere Option sieht, an der harten essenziellen Realität des kalten Stahls, auch schlicht HT genannt („**Hartes Training**“) vorbei zu schleichen, um einfach nur weniger oder lascher zu trainieren, der hat entweder die Botschaft dieses Buches nicht verstanden oder er geht besser wieder zurück in die Märchenwelt der Fitnessbranche, die jeden Monat aufs Neue dem naiven Leser eine fiktive Methode aus der Welt des Fantastischen aufs Silbertablett legt. In diesem Sinne wünsche ich viel

Spaß beim Lesen und einen eisenharten Willen beim Training.

Gruß
Karsten Pfützenreuter
Bodybuilding-Athlet
Sportwart IFBB
Professioneller Trainer
Künstler, Fotograf und Autor

„Live with passion - intense as fire“

1. Einführung

Achtung: Dieses Training ist nichts für reine Anfänger. Es setzt eine gewisse Trainingserfahrung und einige Grundkenntnisse voraus. Wer gerade erst mit dem Training angefangen hat, übt mindestens erst einmal ein halbes bis ein Jahr die unten aufgeführten Übungen bei konventioneller Satzausführung (2x8-10). Es sind weder traditionelle Intensitätstechniken (Intensivwiederholungen, Abfälschen, abnehmende Sätze usw.) noch komplettes Muskelversagen notwendig. Zudem sollte sicher gestellt sein, dass ein Training mit Gewichten aus gesundheitlicher Sicht, verantwortet werden kann. Im Zweifelsfall sollte ein entsprechender Arzt konsultiert werden.
Wer schon Erfahrungen mit Intensitäts-Trainings-Varianten gemacht hat, wird, wenn er auch schon vorher deren Prinzipien und Abhandlungen über Intensität (hoch), Dauer (kurz) und individueller Erholungsfähigkeit (welche die Häufigkeit limitiert) verstanden hat, noch mal signifikant Leistungen und Muskelmasse steigern.
Wer schon Erfahrungen mit „Atemkniebeugen" (Superkniebeugen) gemacht hat und diese vor allem überlebt hat, ist hier schon einen großen Schritt weiter.

"Sie trainieren intensiv und ernähren sich gut, aber es passiert schon lange nicht mehr soviel wie zu Beginn des Trainings?"

"Sie achten auf Erholung und planen ihr Training sorgfältig, fühlen sich aber trotzdem übertrainiert und sind mit den Erfolgen nicht zufrieden?"

"Sie trainieren wie es empfohlen wird auf Kraft, halten ihr Training kurz und das Volumen gering aber Sie werden kaum stärker und die erstrebten Massezuwächse scheinen ewig auf sich warten zu lassen?"

und last but not least

"Sie kennen die Schmerz-Zone und das Training bis zum Versagen wird von Ihnen wie eine heilige Mission bei jedem Training mit einer Besessenheit in Angriff genommen, dass anderen Trainierenden nur der Mund offen steht. Aber Sie fragen sich immer öfter, wie hart man noch trainieren müsse bis der Muskel endlich nachgibt und wieso die Muskeln nicht wachsen obwohl bis zum Versagen trainiert wird und man immer fix und fertig ist ?"

Wenn Sie alle oben aufgeführten Fragen mit ja beantworten, dann sind Sie hier richtig. In der Hoffnung, den Leser möglichst überzeugen zu können und zur Nachahmung zu bewegen, werde ich zunächst ein Grundprogramm für Einsteiger präsentieren.

Am besten **man macht es einfach**, dann sieht bzw. spürt man sofort ob es wirkt. Das ist bei vielen schönen Dingen im Leben oft der schnellste Weg.
Zudem ist hier nur ein Zeitaufwand von ca. zwei Minuten für einen Probesatz nötig, die von greifbarem Wachstum und einer neuen Erfahrung trennen. Zwei Minuten, die darüber entscheiden können, ob man weiter stehen bleiben und auf ein Wunder hoffen (wer jahrelang das Gleiche trainiert ohne weiteren Erfolg verzeichnen zu können und dann erwartet, eines Morgens aufzuwachen und plötzlich seinen Traumbody im Spiegel zu sehen, der muss einfach an Wunder glauben) oder einen neuen Weg gehen will, der gewünschte positive Veränderungen und neue Muskelmasse nach sich zieht.
Wer Monate oder gar Jahre nach Musterlösungen und Wundertheorien sucht, wird nie aus der eigenen Trägheit ausbrechen und sich so anstrengen wie es nötig ist.

Der folgende Basis-Plan ist für jene gedacht, die bisher dreimal in der Woche trainiert haben (in den klassischen Varianten wie dreimaliges Ganzkörper-Training oder Dreier-Split, nach dem z.B. montags Brust und Arme, mittwochs Rücken und Schultern und freitags, wenn überhaupt, Beine trainiert wurden) und gefrustet nach neuen Ansätzen suchen und mit Sicherheit im Volumen über- und in der Intensität untertrainiert sind. Aber vor allem jene, die sich selber als **"Hardgainer"** (Trainierende, welche sich mit Muskelzuwachs schwer tun) einstufen würden, sind mit diesem, in der Praxis überaus erfolgreich erprobten, Basis-Aufbau-Programm sehr gut beraten.
Auch als Grundlagen-Plan für Trainierende, die einfach mit möglichst geringem Zeitaufwand schnellstmöglich mehr Masse und Kraft haben wollen, ist dieses Programm zu empfehlen. Es deckt alle großen Muskelgruppen des Körpers gleichmäßig ab und individuelle Änderungen und Ergänzungen können immer noch Schritt für Schritt, bei entsprechender Toleranz und verbessertem Leistungsstand, vorgenommen werden.

Einer der größten Mythen der Trainingswelt ist, dass es angeblich für jedermann nötig sei, unzählige verschiedene Übungen sowie exotischste Split-Programme der „Stars“ von Tag eins an ausführen und Spezial-Übungen Stunden über Stunden, am besten jeden Tag, absolvieren zu müssen, um Erfolg zu haben. Das ist auf der einen Seite weder so ganz richtig bis totaler Quatsch und auf der anderen Seite ist es für die meisten Trainierenden leider der sichere Weg, genau das Gegenteil des Erhofften zu erreichen.
Intensitätstraining war und ist nie viel und lange sondern **hart und kurz**. Wer hart trainiert, kann nicht lange trainieren und gerade beim Thema Muskelaufbau ist weniger oftmals mehr.
So wie der Dirigent ein neues Orchester erst einmal auf sich und die unterschiedlichen Künstler untereinander einstudieren muss, genauso muss sich jeder Trainierende der Tatsache stellen, dass er nicht irgendein blind kopiertes hochvolumiges Programm, welches in jahrelanger Detailarbeit auf die Bedürfnisse eines Anderen zugeschnitten wurde, einfach so übernehmen kann. Mit den Anleitungen dieses Systems und einem

gesunden Menschenverstand ist es jedoch sehr gut möglich, das eigene aktuelle Programm unter Berücksichtigung der neu gewonnenen Erkenntnisse erfolgreich umzumodellieren.
Hier zunächst der Grundplan, von dem alle möglichen individuellen Fälle abgeleitet werden können:

PITT-Force® BASIC PLAN:

WORKOUT 1:

Schrägbankdrücken	1 PITT-Satz 10 bis 20 Wdh
Kniebeuge	1 PITT-Satz 10 bis 20 Wdh
Überzüge	1 PITT-Satz 10 bis 20 Wdh

WORKOUT 2:

Klimmzüge	1 PITT-Satz 10 bis 20 Wdh
Dips	1 PITT-Satz 10 bis 20 Wdh
Kreuzheben	1 PITT-Satz 10 bis 20 Wdh

Die beiden Workouts werden je einmal wöchentlich an nicht aufeinander folgenden Tagen absolviert. Je mehr Abstand zwischen den beiden Workouts liegt, umso besser. Das Training sollte eine Dauer von 30 - 45 Minuten reiner Trainingszeit nach Möglichkeit nicht überschreiten. Es ist kein direkter Basis Plan für Athleten, welche schon einen guten Leistungsstand haben (wer ca. das anderthalbfache seines Körpergewichtes für Wiederholungen drückt und das ca. zweifache seines Körpergewichtes tief und korrekt für Sätze beugt, gehört unter Umständen schon dazu).
Bevor jetzt die Aufschreie ertönen es handele sich doch nur um ein geringvolumig ausfallendes Intensitätstraining, der möge nun sein Auge auf das wesentliche PITT-Force® Element richten:

Die Ausführung einer korrekten Wiederholung (Wdh)

Kernaussage dieses Buches ist es, dass **korrekte** Wiederholungen **alle einzeln**, also jeweils mit einer **kurzen, lohnenden Pause** zur nächsten Wdh ausgeführt werden. Ein Muskel kann etwas sehr Schweres einmal oder gar ein paar Mal heben **oder** er kann ein leichtes Gewicht sehr oft heben. Hypertrophie-Training ist im Grunde genommen jedoch der Versuch, das Unmögliche möglich machen zu wollen:

„Ein so schweres Gewicht wie korrekt möglich, so oft wie möglich zu heben."

Also viel Trainingsgewicht (kg) **x** viele intensive Muskelkontraktionen (Wdh). Dass dies im Grunde genommen schon ein Widerspruch in sich selbst ist, verdeutlicht die Schwierigkeit, welche ein Training, das vorrangig auf Umfangszunahme des Muskels ausgerichtet ist, in sich birgt.
Keine Pausen zwischen den Wiederholungen zu machen, etwas schweres gleichzeitig oft, lange und schnell hintereinander bewältigen zu wollen, erschwert das Vorhaben nur unnötig und stellt oft ein Hindernis dar, welches auf Dauer nur zu einem unbefriedigenden Maß klappt. Und welches irgendwann völlig zum Erliegen kommt, weil es einfach nicht mehr funktionieren kann. Die eigene Toleranz ist die limitierende Größe beim Wachstumsprozess und die ist bei durchgehenden Wiederholungen in 90% der Fälle spätestens nach ein paar Jahren ausgereizt. Gleichzeitig schwer und oft, das ist mehr als ausreichend um Wachstum zu stimulieren. Das ganze noch möglichst ohne Pausen schaffen zu wollen, ist auf Dauer nicht nur fast unmöglich (wenn von Tausenden von Trainierenden nur eine Handvoll beständige Fortschritte macht, dann ist das für mich keine gesicherte Methode sondern es ist „fast unmöglich") sondern vor allem einfach nicht nötig.

Kurzanleitung:

Um mit dem Programm starten zu können und um nachzuvollziehen, um was es geht, schlage ich eine kurze Praxis-Übung vor:

Man wähle eine Kurzhantel mit einem Trainingsgewicht für ca. zehn Wdh Konzentrationscurls für den Bizeps, setze sich wie gewohnt auf die Trainingsbank, lehne den zu trainierenden Arm mit der Kurzhantel in der Hand am Oberschenkel an und mache die erste Wiederholung (wer bisher mit einer langsamen Bewegungsgeschwindigkeit von z.B. vier Sekunden für die positive Phase und vier Sekunden für die negative Phase trainiert hat, behält diese bei, wer bisher nicht auf ein konzentriert langsames Ausführen der Übungen geachtet hat bzw. eine zügige oder gar explosive Ausführung bevorzugt, behält seinen Stil bei – eine zusätzliche Umstellung wäre zu viel auf einmal und würde nur den Effekt dieses Probesatzes schmälern).

Nach dieser ersten Wdh wird die Hantel aus der Hand gelassen bzw. kurz auf dem Boden abgelegt und für ca. ein bis zwei Sekunden pausiert. Dann macht man die zweite Wdh, usw. ..., nach der zehnten Wdh wird es mittlerweile nötig sein, das Gewicht für ca. drei bis fünf Sekunden aus der Hand zu legen, bevor man die nächste Wdh in Angriff nimmt, nach der 15. Wdh macht man dann evtl. sieben oder gar zehn Sekunden Pause (bei manchen Übungen, welche eine hohe Sauerstoffschuld mit sich führen und

bei denen extreme Gewichtslasten verwendet werden, also vor allem Übungen für Beine und Rücken, können es sogar 15 bis 20 Sekunden werden).
Wenn man diesen Probesatz konzentriert und beherzt macht, erfährt man schnell, warum diese Pausen benötigt werden. Wer tatsächlich die 20 Wdh voll macht, der weiß worum es auf den nächsten Seiten geht.

Immer wenn man das Gefühl hat, dass der Muskel im Satz „erstickt", sich übermäßig zuschnürt, über ein tolerierbares Maß hinaus übersäuert (eine gewisse Laktatbildung ist immer vorhanden) usw. und vom aufkommenden/kumulativen negativen Stress, die jede einzelne intensive Kontraktion inne hält und diesen wie einen Schatten nach sich zieht, in seiner Fähigkeit zur Kontraktion zu sehr behindert wird, sollte man diese Pausen machen. Pausieren sollte man solange bis man das Gefühl hat, dass sich der Muskel u.a. von den Abfallstoffen, die bei der Kontraktion anfallen (Laktat, CO^2 usw.), befreit hat bzw. bis man gerade eben wieder in der Lage ist, noch eine weitere, wachstumsanregende, brutale Wdh herauszuquetschen bzw. möglichst korrekt zu absolvieren.

Die Pause zwischen den Wdh ist hierbei so lange wie nötig und so kurz wie möglich zu wählen.

Und hier ist das Chaos beim Leser, der es bisher gewohnt ist den Muskel bei jedem Training knusprig zu braten, komplett ..."Wie?! Kein maximales Brennen, kein totales Verausgaben, kein Partner mehr der einen bis zur Gehörschädigung anfeuert und jedes mal gut gemeint unter die Arme bzw. in die Hantel greift?!"

Das kann nicht wirken, zumal wir ja bestimmt dreißig Jahre darauf programmiert wurden es genau anders zu machen. Aber ganz so einfach ist es auch nicht bzw. der routinierte BB-Trainierende weiß, dass z.B. bis zu zwanzig Wdh Kniebeugen, selbst mit Pausen zwischen den Wdh, eine ziemliche Nahtod-Erfahrung sein können (zudem weiß jeder, der schon mal schwer gebeugt und/oder gezogen hat, dass diese „Minipausen" zwischen den Wdh einfach Fakt bzw. unausweichliche Praxis sind).

Man sieht es ja bekanntlich immer so wie man es sehen will: Keiner trainiert so oder jeder trainiert bereits lange so. **„Menschen sehen was sie glauben"**, eine Besonderheit unserer selektiven Wahrnehmung, für welches das retikuläre Aktivierungssystem (RAS) in unserem Gehirn verantwortlich ist und auf welchem z.B. der Erfolg der Werbung beruht.
Ich habe in 20 Jahren schon unzähligen Spitzenathleten beim (harten) Training zusehen können und sie haben alle intuitiv Pausen bei den letzten, beinahe unmenschlich harten Wdh eines Satzes gemacht (Verschnaufen im Satz, kurzes Ausschütteln der Glieder, Verharren in der Ausgangsposition, usw.). Und das, weil sie wie ein Berserker immer wieder eine weitere letztmögliche Wdh, immer wieder einen weiteren Reiz setzen wollten, ehe sie erschöpft und mit zufriedenem Gesichtsausdruck beseelt der

Überzeugung waren, ihr Bestes gegeben zu haben. Das kann man in jedem Trainingsvideo eines jeden guten BB-Athleten deutlich beobachten. Gerade diese letztmöglichen, hochintensiven Muskelkontraktionen machen den Unterschied zwischen gut und großartig, zwischen Stillstand und Wachstum aus.

Im Grunde genommen ist jedes Training auf Erschöpfung mit dem Ziel verbunden möglichst viele Wdh mit hohem Gewicht zu absolvieren und somit ist jede sogenannte „Intensivtechnik" (Abfälschen, erzwungene Wdh, Burns, abnehmende Sätze u.v.a.) nur eine andere Ausdrucksform/Versuch einer Umsetzung dieses Grundgedankens. Von der Gefährlichkeit so mancher dieser Techniken mal abgesehen, sind Pausen die einzige Option bei welcher die angestrebte Ausweitung der Spannungsdauer nicht auf Kosten der Spannungshöhe geschieht. Intensiv, aber mit Sinn und Verstand.

Bei der gewöhnlichen Ausführung ohne Minipausen wären nur, wenn überhaupt (meistens tritt technisches Muskelversagen noch vor der Reizsetzung ein), die letzte evtl. gar die beiden letzten Wdh intensiv genug gewesen und hätten eine Auswirkung in Bezug auf Leistung und Aussehen des zu trainierenden Muskels gehabt; mit PITT-Force® sind es nun schon bis zu zehn letztmögliche intensive Wdh mehr. Vorausgesetzt, man packt die 20 Wdh. Aber selbst bei "nur" 15 Wdh sind es bedeutend mehr qualitativ hochwertige, intensive Kontraktionen als bei der Standardausführung.
15 ist mehr als 10, das ist ganz einfache Mathematik und dürfte jedem einleuchten, oder anders formuliert: 15 bis 20 Wdh sind mehr intensive Kontraktionen bei gleicher Spannungshöhe, als nur 10. Mehr intensive stimulierende Wdh, mehr Belastung, mehr Reize, mehr Wachstum, Bingo.

Ein Gewicht für 20 reguläre, also am Stück ausgeführte Wdh wäre von der Spannungshöhe einfach zu gering, um größtmögliche Querschnittszunahme zu erzielen. Ein Satz, bei dem nur 6-10 Wdh mit optimalem Gewicht für diesen Wdh Bereich ausgeführt werden, wäre zu kurz. Die Spannungsdauer und die damit verbundene Anzahl an Einzelreizen (Volumen) wären auf Dauer zu gering. Kraft und Schnelligkeit würden zwar etwas verbessert, aber die Gesamtbelastung in Bezug auf die Schlüsselreize (letztmögliche Wdh), welche für eine Auslösung optimaler bis maximaler Hypertrophie notwendig ist, wären einfach nicht umfangreich genug. Ein Satz mit knappen Pausen zwischen den Wdh ermöglicht eine größere Gesamtbelastung, ohne dabei vorzeitig zu versagen. Womit sich die bis dato anhaltende Problematik **„Einsatztraining versus Volumen"** erledigt hat.

Diese Belastung trifft den Muskel innerhalb kürzester Zeit (ein PITT-Force® Satz dauert zwar länger als ein regulärer, hektisch vollzogener Satz mit durchgehenden Wdh, aber es ist immer noch weniger Zeit und mechanischer Aufwand nötig als für die sonst üblichen drei bis fünf Trainingssätze pro Übung insgesamt) und das alles ohne den Muskel durch übermäßigen negativen Stress aus durchgehenden Wdh und Übersäuerung zu überfordern und an der eigentlichen Zielsetzung (einen Wachstumsreiz zu setzen) zu behindern. Ökonomischer, effektiver, zeitsparender und zugleich härter geht es kaum.

Oder mal so:
Eine Kernaussage, welche sich selbst im letzten Fitnesstreff (eigentlich) herum gesprochen haben sollte, besagt, dass um einen Muskel wachsen zu lassen, es nötig sei ihn mit möglichst viel Gewicht bei gleichzeitig möglichst hoher Wiederholungszahl zu belasten, also ganz nüchtern gesehen:
eine ausreichend hohe aber vor allem lange Spannungsdauer zu erzielen.

In der Praxis wird dann jedoch leider meist ein für die eigenen Fähigkeiten viel zu hohes Gewicht und ein beinahe unmenschliches Übungsarsenal gewählt und das Ganze mit schlampiger Technik und unter Zuhilfenahme eines Partners (der fleißig aktiv an der Hantel mit aller Kraft mit hilft, damit es auch möglichst „professionell" aussieht...) ohne größere Reizsetzung stundenlang absolviert. Zwar oft mit großer Anstrengung (meist von beiden Trainierenden), aber ob der Muskel dabei zum Wachsen angeregt wird ist eine ganz andere Geschichte bzw. äusserst fraglich.
Sich furchtbar anzustrengen und einen Reiz zu setzen ist leider nicht automatisch das Gleiche.

Versuchen wir die Kernaussage mal etwas spezifischer zu formulieren:

„Ziel des Trainings sollte es sein, den Kontraktionsvorgang des Muskels mit möglichst hohen und langen Spannungszuständen ausreichend zu erschöpfen und nicht nur ein Bewegungsmuster einfach nicht mehr ausführen zu können."

Das ist ein gewaltiger Unterschied und in der Praxis der Hauptgrund allen Scheiterns im Streben nach größtmöglicher Muskelmasse. Die einen trainieren mit zu geringen Spannungszuständen und zu viel Volumen und die anderen trainieren mit viel zu hoher Intensität (zu hohes Gewicht und/oder Versagenstechniken) aber mit einem viel zu geringen Umfang an Einzelreizen. Und all dieses meist noch mit sehr mangelhafter Technik, welche in Knochen, Bändern und Sehnen schmerzt, aber im Muskelgewebe kaum Wachstum auslöst.

Wenn jemand z.B. erfolgreich mit seinem bisherigen Intensitätstraining und durchgehenden Wdh an der Brustmaschine 100kg acht bis zehn mal langsam bis zügig, sauber und konzentriert bis zum positiven Versagen drückt, hat er die Sache zu Beginn schon

ganz gut umgesetzt. Bleibt nur ein Problem: der Segen der Anpassung wird hier zum Fluch, denn die 100kg sind mit Sicherheit weiterhin anstrengend, aber auf Dauer stellen sie für den Muskel keine aussergewöhnliche Belastung mehr da. Es besteht somit kein Grund für eine weitere Anpassung, da die nötigen spezifischen Reize ausbleiben und dies obwohl die Belastung scheinbar immer noch gleich hoch ist („Gewöhnung“ an die Belastung, auch „Akkomodation“ genannt). Der Versuch, durch eine Erhöhung des Gewichts (Progression) weiter zu kommen schlägt oftmals fehl, da bei noch höherem Gewicht nun fast gar nicht mehr die erforderliche Anzahl an Wdh (Spannungsdauer) erreicht wird und man, zumindest anfangs, hauptsächlich nur die intramuskuläre Koordination verbessert (Jeder kennt das: Ein gewisses Gewicht schafft man 10 mal, jedoch nur ein paar Kilogramm mehr und es kommen nicht einmal fünf Wdh dabei heraus). Dieses geht alles sehr zu Lasten des Trainingsziels (Hypertrophie) und es kommt zudem zu den üblichen negativen Begleiterscheinungen (Überlastung des Zentralnervensystems/ZNS sowie des Sehnen-Band-Apparats usw.). Wenn der Trainierende nun einfach jede Wdh wie oben beschrieben einzeln, mit jeweils einer kurzen Pause zwischen den Wdh, ausführt um sich von der aufstockenden Ermüdung und von den bei der Kontraktion anfallenden Abfallstoffen zu erholen, dann hat er am Ende bedeutend mehr intensive Kontraktionen ausgeführt und einen erneuten Wachstumsreiz gesetzt.
Wenn dann nach ein paar Trainingseinheiten in diesem Stil die 15 bis 20 Wdh erreicht sind, kann er wesentlich eher die Übung mit mehr Gewicht, also einem höheren Spannungszustand fortsetzen und abermals neue Reize setzen.
Bei der herkömmlichen Methode hätte er die nächsten Monate mal 8, mal 12, mal 6 und ein anderes Mal wieder 10 Wdh geschafft, je nach "Tagesform" und die angestrebte Steigerung des Trainingsgewichtes hätte evtl. ewig auf sich warten lassen.

Oder mal etwas genauer:
Der Muskel schnürt sich unter Spannungszuständen ab ca. 50% der maximal zu hebenden Last für eine Wdh (Maximalgewicht) immer mehr durch die eigenen Kontraktionen selber zu. Die Blutzufuhr ist behindert und der Austausch von Nährstoffen, Energieträgern und Abfallprodukten wird erschwert. Der Muskel ist mehr und mehr auf eine ausschließlich anaerobe Energiegewinnung (also eine Energiegewinnung ohne die Beteiligung von Sauerstoff) angewiesen.
Mit steigender Satzdauer und Spannungshöhe beginnt ein Rennen mit der Zeit: Was kommt eher, die vorzeitige Aufgabe des Muskels (**technisches** Versagen), weil er an seiner Arbeitsweise behindert wird und u.a. übersäuert oder dass er wirklich keine weitere Kontraktion **willentlich** mehr erbringen kann und bereits ein optimaler Reiz gesetzt wurde ?!

Gerade fortgeschrittene Trainierende können davon ausgehen, dass ihre stark hypertrophierten Muskeln irgendwann selbst bei nur einem Satz zu sehr übertrainiert werden (vor allem bei den sehr oft noch angehangenen Intensivtechniken und/oder einem vorsätzlichen Training bis zum Versagen) und sie mit ihrem einen Satz bis zum Muskelversagen nicht mehr den Erfolg haben wie zum Zeitpunkt der Aufnahme des Trainings. Auf der einen Seite sind es bei nur einem Satz bis zum Versagen nicht mehr genug erschöpfende Wdh und zudem werden die wenigen erschöpfenden Wdh in einer Form ausgeführt, welche den Muskel an der vollen Entfaltung seiner Möglichkeiten behindert.
Auf der anderen Seite zerrt ein intensiver Satz so sehr an den Kapazitäten, dass weitere Sätze nur schwer mit der selben Intensität durchführbar sind, ein Übertraining nur noch weiter provoziert wird und dies ohne die sichere Option, weitere produktive Wachstumsreize setzen zu können. Das bis dato sehr effektive Intensitätstraining lässt an Effektivität nach und selbst bei Einhaltung aller sonstigen „Low-Set“ Dogmen (weitere Reduzierung des Umfangs, weitere Erhöhung der Intensität durch Intensivtechniken, längere Erholungszeiträume zwischen den einzelnen Workouts, usw.) kommt die Geschichte zum Erliegen und der Zweifel wächst.

Mit PITT-Force® sind nun alle Bedingungen erfüllt:

- Es wird die größtmögliche Anzahl an intensiven Wdh mit dem gewählten Spannungszustand (Satzgewicht) erreicht.

- Der Muskel wird ausreichend erschöpft, statt der sonstigen ein bis zwei letztmöglichen Wdh bis zum Versagen sind es nun pro Satz teilweise bis zu 10 mögliche hochintensive Wdh mehr. Das entspricht dem sonst üblichen Mehr an Übungen bzw. Sätzen gesamt (Klassischer Volumenansatz) und dies in kürzester Zeit (hohe Leistungsdichte in Bezug auf die Schlüsselreize, nicht nur auf die Einzelreize).

- Der hohe Spannungszustand (das u.a. auslösende Kriterium zur Anpassung) bleibt über die gesamte Dauer erhalten. Im Gegensatz dazu führen traditionelle Intensivtechniken oftmals zu einem Nachlassen der Spannungshöhe und so zu einer Minderung der Intensität (Helfen des Partners, Abfälschen, abnehmende Sätze usw. oder kurz: „Viel Rauch um Nichts“).

- Der Muskel wird nicht mehr übermäßig in seiner Arbeitsweise bzw. seiner Kontraktionsfähigkeit durch ständige Unterbrechung der Blutzufuhr behindert. Es fallen weniger Überlastungserscheinungen und Abfallstoffe an, welche bisher das eigentliche Ziel, die Muskelhypertrophie, nur noch erschweren (das so genannte "Brennen" verbessert auf Dauer und gerade bei normaler genetischer Disposition, höchstens die Ermüdungswiderstandsfähigkeit – für den Muskelaufbau wird es oft überbewertet und viel zu oft zu stark provoziert/übertrieben).

Wer von Mutter Natur mit einem hohen Anteil an roten Muskelfasern versehen wurde, kann jetzt davon ausgehen, dass er nun auch mit hohen Spannungszuständen die notwendige Anzahl an Wdh im Satz für den Muskelaufbau machen kann.
Beim herkömmlichen, vorherrschenden Trainingsstil kann er nicht lange auf die Mithilfe der roten Fasern für längere Spannungszustände (sprich viele durchgehende Wdh unter anaeroben Bedingungen) hoffen. Ganz im Gegenteil. Ihr Anteil ist mit ein limitierender Faktor für die Spannungshöhe generell (rote Fasern sind von Haus aus schwächer und dünner) und sie behindern durch ihr frühzeitiges Übersäuern/Versagen (ohne Sauerstoffzufuhr ermüden sie eher als die weißen Fasern) den Kontraktionsvorgang und erschweren den weißen Fasern dadurch noch die Möglichkeiten zur vollen Kraftentfaltung.
Die Sache hört sich für belesene Augen zu einfach an um wahr zu sein, aber so ist es wirklich. Können Sie sich vorstellen, dass man die letzten Jahre zwar den richtigen Weg mit intensivem und geringvolumigem Training eingeschlagen hatte, aber die ganze Zeit gleichzeitig aufs Gaspedal bei gezogener Handbremse getreten hat?!

Zwei Punkte sind zu verinnerlichen, wenn man auf Dauer mit dieser Methode Erfolg haben will und nicht wieder in die Übertrainingsfalle geraten möchte:

- Ein extrem niedriges Volumen an Übungen pro Muskelgruppe und ein niedriger Gesamtumfang pro Training. „Soviel wie nötig statt soviel wie möglich".

Ziel sollte es sein, in den jeweiligen Übungen ein höheres Kraftniveau zu erreichen. Wer in vier verschiedenen Übungen pro Muskel bei mehreren Muskelgruppen pro Trainingstag seine Leistung auf Dauer mehr als befriedigend zu steigern vermag, der wird nur schwer einsehen, warum er jetzt auf einmal den Fuß vom Pedal nehmen sollte und ein Training absolvieren muss, welches ihm für seine Verhältnisse evtl. wie ein Picknick vorkommt. Jedoch sind die Allerwenigsten genetisch so gesegnet (ca. 1% der Trainierenden, wenn überhaupt) und wenn dem so ist, kann man diese Ausnahmeerscheinungen, welche den Herren Darwin und Nietzsche sicher ein stolzes Lächeln auf die Wangen gezaubert hätten, früher oder später auf dem Cover eines Muskelmagazins oder in einer Werbeanzeige für ein viel versprechendes Proteinpräparat wiedersehen.
Wer seine Leistungen in den Grundübungen um 20, 30 oder gar 40kg im Jahr zu steigern vermag, der wird auch sein Aussehen drastisch verbessern. Dies ist jedoch nicht möglich, wenn man das Studio als Geländespielplatz sieht, auf dem man versucht, alle

Maschinen und Übungen an einem Tag auszuführen und sich dabei mit viel zu geringen Spannungszuständen einfach nur sinnlos in Grund und Boden trainiert. Muskeln entwickeln im Verbund ihre größte Kraft, also sollte der Schwerpunkt auf schweren Grundübungen liegen und davon schafft man nicht viele in einem Training. Ein Satz mit viel Gewicht und vielen Wdh bis zur Erschöpfung ist schon eine enorme und sehr extreme Belastung für den Körper und wenn dies täglich in endlosen Stunden und Sätzen praktiziert werden müsste, so würde so mancher Trainierender weder breiter noch stärker noch sonst irgendwas werden, sondern einfach nur irgendwann unweigerlich zusammenbrechen. Die eigene Kraftlosigkeit schützt gerade in den ersten Monaten des Trainings so manchen vor schlimmsten Überlastungserscheinungen – zum Glück für den Trainierenden. Aber Glück sollte im Training mit Gewichten niemals eine Option sein, der man vertraut.

- Die ständige Bestandsaufnahme der eigenen Belastungstoleranz/Regenerationsfähigkeit

Dieser sollte dieselbe Gewichtung bei der Planung zukommen, wie allen anderen Faktoren (Übungsauswahl, Anzahl der Sätze, Ernährung usw.) auch. Dies ist, neben der Umstellung von regulären Wdh auf Einzel-Wdh ein wichtiger Faktor, der meist schon bei herkömmlichen Trainingsprogrammen nicht sonderlich beachtet wurde. Wenn man die gängigen Empfehlungen zum Thema Training und Erholung verfolgt, ist bis heute noch vielen immer nicht klar, was damit ursprünglich gemeint ist (wir tun uns im Allgemeinen schwer im Verstehen und Vorstellen von Dingen, die wir weder greifen noch sehen können und Regeneration ist zwar ein schöner Begriff, aber halt nur schwer mess- und vorstellbar).

Die ersten Pioniere des Intensitätstrainings hatten es schon richtig erkannt und in die Welt posaunt, dass die Erholungsfähigkeit eines Muskels, welche mit ein limitierender Faktor ist, sich mit steigender Leistungsdichte und Umfangszunahme relativ verschlechtert und es somit zwingend nötig ist, seine Erholungszeiträume der gestiegenen Leistung und der daraus resultierenden längeren Regeneration entsprechend anzupassen bzw. zu vergrößern.
Diese unausweichliche Tatsache haben, damals wie heute, einige Herren Gelehrte nie begreifen können, ... wie auch, wenn man selber nie intensiv genug trainiert hat. Die besten Liebesromane werden ja auch nicht von Eunuchen geschrieben.
Gerade wegen dieser fehlenden Aufklärung und mangelnden Überlegung haben sich auch heute noch die Lager der Trainierenden, unabhängig vom Leistungsstand, zum Großteil in zwei Hälften geteilt:

Jene, die an der „3x die Woche den ganzen Körper“ Methode festhalten und die, welche bei ca. drei bis fünfmaligen Training pro Woche insgesamt, jeden Muskel generell nur einmal die Woche ins Visier nehmen, selbst wenn noch lange kein Bedarf für so lange, oftmals zu lange Erholungszeiträume besteht. Extremer Sport scheint wohl zu extremen Ansichten zu führen.
Zu den wechselnden Regenerationsfähigkeiten des Trainierenden gesellt sich zudem die Besonderheit, dass jeder eine individuelle Belastungstoleranz hat.
Ähnlich dem Sonnenbaden, bei dem es starke individuelle Schwankungen von Person zu Person in Bezug auf Dauer, Intensität und Häufigkeit gibt, ist auch beim Krafttraining jedes Individuum von Mutter Natur mit einer unterschiedlichen Verträglichkeit/Toleranz in Bezug auf die Belastungsparameter versehen worden. So kann, um mal bei dem Beispiel zu bleiben, sich ein sehr dunkelhäutiger Mensch mit ziemlicher Wahrscheinlichkeit länger in der prallen Sonne aufhalten als ein sehr hellhäutiger Mensch. Auch beim Training gibt es, ungeachtet einem beinahe identischen körperlichen Erscheinungsbild, große Unterschiede hinsichtlich der jeweiligen Belastbarkeit, wenn es um das Heben von schwerem Eisen geht. Ähnlich den Nehmer-Qualitäten beim Boxsport gilt auch hier, dass es nicht nur entscheidend ist, wer hart austeilen und lange Druck machen kann, sondern vor allem, wer viel einstecken kann, scheinbar nicht klein zu kriegen ist und trotz größter Verausgabung und sichtlicher Erschöpfung immer weiter machen kann, ohne dabei destruktiv überzutrainieren. Es gibt also immer Individuen, die scheinbar nie übertrainieren, genauso wie manche sich scheinbar nie in der Sonne verbrennen, egal wie lange und oft sie sich in ihr aufhalten.

Da man diese Faktoren jedoch bis zum heutigen Stand der Mittel nicht exakt messen kann (könnte man sicher spielend einfach, aber die Wissenschaft hat ja immer viel Wichtigeres zu tun, z.B. zu erforschen wie die Menschheit zum Mars kommt, um sich dann, nachdem sämtliche Muskeln auf dem Weg dorthin wegen mangelnder Schwerkraft verkümmert sind, auch weiterhin um Religionen und Rohstoffe zu bekriegen), ist es oftmals schwer die Auswirkungen des Intensitätstrainings auf die eigenen Leistungen/Muskelwachstum richtig zu deuten. Genauso gut wie man nicht intensiv genug trainieren kann, ist es leicht möglich, zu hart und oder zu lange zu trainieren.

Ein gut geführtes Trainingstagebuch hilft hierbei sehr, die „Biofeedback“ Signale des Körpers auf Dauer erfolgreich im Training umzusetzen. Ziel des Trainierenden sollte es sein, mit Hilfe des Tagebuches ein immer besseres Verhältnis, eine immer größere Kommunikation mit seinem Body/Muskel zu erreichen, um ihm bei seiner **„Entwicklung“** zu helfen. Mit roher Gewalt alleine klappt das nur in den seltensten Fällen.
Ich führe hier gerne immer das Beispiel von "Rubiks Zauberwürfel" an (Sorry, das Beispiel bzw. der Würfel ist schon etwas älter, ich hoffe der ein oder andere Leser kennt ihn noch) mit der Besonderheit, dass jeder einen anderen Zauberwürfel hat. Mal schwerer, mal leichter, mal kompliziert, mal weniger kompliziert. Die Universalan-

leitung, mit der man den Würfel irgendwann aus Ungeduld doch vorzeitig geknackt hatte, hat somit bei unserem hauseigenen "Muskelwürfel" leider keine Gültigkeit. Es gibt keine Universalanleitung, wenn es um die Thematik Mensch geht. Und selbst wenn man das Spiel einmal durchschaut hat kann man sicher sein, dass der Körper sich in unterschiedlichen Zeitabständen und Formen ein neues „Rätsel“ einfallen lässt.

Das Skulpturieren des eigenen Körpers mittels Widerstandstraining ist sicher auf einer gewissen Ebene eine Wissenschaft, wenn auch noch eine sehr sehr junge, aber die Umsetzung in der Praxis ist und bleibt für den einzelnen Trainierenden in allererster Linie eine **Kunst**. Wir können zwar herausfinden, welche Farben da Vinci für seine Gemälde benutzt hat oder wie alt seine Werke sind oder wie sein Werkzeug strukturiert war. Aber **wie** er es gemacht hat, ist und bleibt eine Kunst. Und selbst wenn man es wüsste – nicht jeder, der weiß wie es geht, ist automatisch am Ende ein großer Künstler.
Mit den PITT-Force® Prinzipien und Techniken hoffe ich, Ihnen dabei zu helfen das Gemälde, welches Ihnen von der eigenen Muskulatur vorschwebt, ohne viel "kleckern" und "verschmieren" endlich sichtbar(er) zu machen.
Es ist sicher wichtig, dass man es sehr will (Motivation), aber es ist auch wichtig, dass Geduld, Vernunft und Beständigkeit den Willen begleiten, sonst wird aus dem Wollen nur ein verkrampftes Wünschen, ein endloses Hoffen, das ständig nach Abkürzungen und Wundern sucht, die es im Eisentraining leider nicht gibt.

Für zwei Zielgruppen ist PITT-Force® besonders effektiv:

- So genannte "Hardgainer", also Personen, die von Natur aus mit einer schlechteren genetischen Disposition ausgestattet sind (das kann verschiedene Gründe haben, z.B. ein hoher Anteil an roten Muskelfasern und/oder geringe Faseranzahl im Muskel selbst)

- Fortgeschrittene Trainierende und/oder Athleten, welche seit längerem auf einem Leistungsplateau stehen geblieben sind, weil selbst ihr hoher Anteil an weißen Fasern und ihre sonstigen genetischen Vorteile die Toleranzgrenze für ihre derzeitige Kombination an Volumen x Intensität, inklusive durchgehender Wiederholungen, lange überschritten haben.

Apropos Fasern ... grob unterteilt gibt es zwei Sorten von Muskelfasern, wie man es ja auch öfters liest. Doch wenn man sich genauer mit der Materie auseinander setzt, stellt man fest, dass es noch sehr viel mehr Sorten gibt. So gibt es auch eine Mischform, welche beide Faseranteile und Eigenschaften (also schnell/weiss **und** langsam/rot) in sich vereint. Ich persönlich bin der Überzeugung, dass gerade jene Fasern den genetischen benötigten Hauptanteil bei einem erfolgreichen BB-Training ausmachen. Aber zur einfacheren Darstellung bleiben wir in diesem Buch bei der gröberen Aufteilung in rote Fasern („slow twitch") und weisse Fasern („fast twitch") und der Annahme, dass für Kraftsportarten ein hoher Anteil an weissen Fasern von Vorteil ist.

Beide Personengruppen sind aber auch oft am schwierigsten zu überzeugen. Wer lässt sich schon gerne sagen, er hätte eine schlechte Veranlagung, die zudem angeblich limitierend sei, wo man doch schon seit Jahren fleißig unzählige teure Wunderpräparate konsumiert, welche Erfolge für jedermann propagieren und garantieren sollen und einem bei Vertragsabschluss im heimischen Studio zudem prophezeit wurde, dass man in kürzester Zeit seinen Traumbody erreichen kann.
Und ein alter Hase, der Beweise seiner Überzeugungen und Mühen schon in Form von glänzenden Pokalen hinter sich im Regal stehen hat, probiert nach der Regel „was der Bauer nicht kennt - isst er nicht", selten etwas Neues aus (das zudem noch von keinem der Idole in den Muskelmagazinen bisher vorgeturnt wurde, obwohl sie es schon längst alle unbewusst, aber nun mal nicht systematisch praktizieren).

Zur Erinnerung:

Pro Übung wird nur ein Satz ausgeführt, der wiederum nur aus einzelnen Wiederholungen besteht. Aufwärmsätze werden so viele gemacht wie nötig sind, um sich optimal auf den Trainingssatz vorzubereiten. Wer zu den Ausnahmen gehört, die mehr als einen echten intensiven Satz schaffen, sollte lieber eine weitere Übung für diesen Bereich machen, anstatt einen weiteren Satz derselben Übung anzuhängen. Die Wahrscheinlichkeit, noch mal die nötige Intensität aufbringen zu können, ist bei einer neuen, „frischen" Übung größer.
Das Trainingsvolumen sollte im Gegensatz zu traditionellen Programmen extrem niedrig sein. Zwischen drei und fünf Übungen pro Training insgesamt sind für die Mehrheit der Trainierenden das tolerierbare Maximum.
Die Pause zwischen den Wdh wird mit steigender Satzdauer dem Grad der eigenen Erschöpfung angepasst. Die ersten sechs bis acht Wdh sollten ohne übermässige Anstrengung bzw. aufstockende Vorermüdung durch zu kurze oder gar fehlende Pausen absolviert werden können. Die Pausen sind nötig, damit der Muskel endlich sein volles Potenzial ausschöpfen kann. Ohne die Pausen wird der Muskel in seinen Möglichkeiten auf Dauer behindert und es wäre nur schwer möglich, mit lediglich einem Satz eine genügende Zahl von Einzelreizen (ca. 15 bis 20 Wdh) und vor allem letztmöglichen intensiven Kontraktionen (bis zu zehn pro Satz) zu erreichen, welche erst in der Ge-

samtsumme am Ende des Satzes zu einer für den Muskelwachstumsreiz ausreichenden Gesamt-Belastung **kumulieren**.
Die Pausen sollten ca. eine bis fünf Sekunden und mit steigender Wdh-Zahl & Ermüdung ca. fünf bis zehn Sekunden betragen. Dies kann von Person zu Person und von Übung zu Übung sehr verschieden sein. Das eigene Gewissen bzw. die Ehrlichkeit zu sich selbst sollte die feine Linie zwischen lohnender Pause und zu großer Erholung dirigieren. Wenn ab ca. der sechsten bis zehnten Wdh die Sache anfängt schwer zu werden, sollte die Pause so gewählt werden, dass man die nächste Wdh in korrekter Ausführung zwar wieder einmal bewältigt, aber man gleichzeitig spürt, dass eine zweite unmittelbar ausgeführte Wdh nicht zu schaffen ist. In der Praxis reicht diese Spanne von Personen, die bis zur 15. Wdh mit nur einer einsekündigen Pause auskamen, bis hin zu sehr seltenen Fällen, wo der Trainierende schon ab der ersten Wdh mit fast zehn Sekunden Pause anfangen musste, um seinen Satz möglichst lohnend bis zum Schluss durchführen zu können.
Die eigene Trainingsfrequenz/Häufigkeit (also wie oft man zum Training gehen kann) sollte eine ausreichende Erholung sicherstellen und ist mit ein wichtiger Faktor, der auf Dauer viele Überlegungen und Denkprozesse in Bezug auf die Trainingsplanung erfordert. Hat man nämlich nach einigem Experimentieren die entsprechenden Übungen, Wdh-Bereiche und Pausenlängen usw. für sich herausgefunden und angepasst, macht einem die individuelle Erholungsfähigkeit, die ständigen Schwankungen unterworfen ist, oftmals einen Strich durch die Rechnung. Wer jetzt noch unterschiedliche Leistungsgrade innerhalb seiner eigenen Muskulatur (z.B. starke Arme, schwache Beine und/oder umgekehrt) aufzuweisen hat, was nicht untypisch ist, kann sich darauf einstellen, dass die Erholungszeiträume auch verschieden lang sein können.

So ist es in der Praxis oft der Fall, dass einige Muskeln häufiger in der Woche trainiert werden als andere, die z.B. in extremen Fällen nur alle zehn bis vierzehn Tage in die Mangel genommen werden. Kniebeugen und Kreuzheben sind typische Beispiele für zwei Übungen, die bei steigendem Kraftniveau zu immer grösseren Erholungsintervallen führen. Im Gegensatz dazu werden z.B. Waden und Unterarme in der Praxis oft mit bis zu drei oder gar mehr Workouts pro Woche bearbeitet (Anmerkung: Waden, Unterarme und Bauch können und sollten bei schlechter Entwicklung immer trainiert werden. Bauchtraining sollte den Aufwärm- und oder Abwärmteil bilden und Waden und Unterarme schließen ein Workout ab).

Die duale Denkweise (Schubladen-Denken), die uns durch unser Erziehungsmodell verpasst wurde, macht hier ein Denken in Korrelationen (Zusammenhängen) oft sehr schwer und ich möchte noch mal darauf hinweisen, dass ein gewissenhaft geführtes Trainingstagebuch zu einer unabdingbaren Hilfe wird. Wer hier mit Hilfe eines guten Biofeedbacks auch ohne große Buchführung scheinbar instinktiv weiß, wann und wie hart er welchen Muskel zu trainieren hat, ist zu beneiden und einen großen Schritt voraus. Für den Großteil der Trainierenden und vor allem die ersten Jahre ist jedoch ein Trainingstagebuch oberstes Gebot, denn ohne dieses verfährt man sich mit Garantie auf Dauer ins Übertraining.

Noch ein Wort zur Erholung:

Es sollte einleuchtend sein, dass die Geschwindigkeit der Erfolge unter anderem durch die Erholungszeit reduziert wird. Sicher kann man jeden Tag trainieren, aber damit Muskeln wachsen können, brauchen sie Zeit und vor allem Energie. Wer jeden Tag trainiert kann nicht erwarten, dass seine Muskeln genug Erholung und Energie für die Wachstumsprozesse bekommen. Etwas, das man jeden Tag tun kann, kann kein Krafttraining sein. Andernfalls ist die Intensität einfach zu gering. Ein sehr schweres Gewicht einmal oder ein paar Mal zu heben, ist schon Belastung für unser gesamtes System Mensch genug. Ein mehrmaliges und beinahe maximal oft mögliches Heben eines selbst nicht ganz so schweren Gewichtes ist eine noch viel größere Belastung. Je mehr Übungen bzw. Sätze absolviert werden, umso mehr wird ein Training zum Spiel mit dem Feuer. Und es ist doch auch einzusehen, dass, je massiver und leistungsfähiger ein Muskel wird, er wesentlich längere Erholungszeiten benötigt als zu Beginn des Trainings wo er noch, einfach aus „Kraftmangel", mit recht leichten Widerständen konfrontiert wurde.

Bevor also bei Stagnation ein neuer Plan gesucht wird, sollte immer erst die Anzahl der Pausentage in die Länge gezogen werden. Das kann bei einem weiteren Tag Pause anfangen und kann im extremen Fall auf bis zu zehn Pausentage für die jeweilige Muskelpartie erhöht werden (Länger sollte die Pause dann auch wirklich nicht werden und selbst dies gilt meist nur bei sehr fordernden Verbundübungen wie Kniebeugen und Kreuzheben bei einer sehr hohen Leistungsdichte).

Zudem können nur wenige Menschen ein tägliches Training kompensieren. Zwei Tage am Stück zu trainieren stellt selbst für talentierte Trainierende oft das Höchstmaß dar, wenn es um Masseaufbau auf lange Sicht geht. Ein Tag Training und ein Tag Pause sollte sich als Rhythmus vor allem für jene, die eben nicht nur fürs Training leben können, angewöhnt werden.

Ist jedoch die Intensität im Training einfach zu niedrig, hilft selbst tägliches Training nicht viel und zu lange Pausenzeiten schon gar nicht.

Wichtig:

Eine Übung ist nur so gut, wie sie dem Benutzer maximale Reize bringt. Das exakte Festlegen der Übungsauswahl und das Erlernen der korrekten Technik ist mit viel Ge-

duld und Experimentieren verbunden und über Ferndiagnose fast unmöglich. Was für den Einen gut ist, kann für den Anderen nur sinnlose Energieverschwendung sein.
Für eine solide Basis, die möglichst viele Muskeln des gesamten Bewegungs-Apparats recht gleichmäßig, aber vor allem sehr zügig aufbaut und kräftigt, sollte der Schwerpunkt möglichst immer auf die schweren Basis-Übungen gelegt werden.

Diese Basis-Übungen sind:

- **Kniebeuge**
- **Kreuzheben**
- **Ausfallschritte**
- **Klimmzüge**
- **Dips**
- **Überzüge**
- **Schrägbankdrücken**

Alle diese **Basis-Übungen** werden unter **synergistischem Einsatz** einer **großen aktiven Körpermasse** gegen einen **hohen und langen Spannungszustand** und über eine **weite Strecke** mit dem **eigenen Körpergewicht** ausgeführt.
Kniebeugen, Kreuzheben und Ausfallschritte haben zudem noch einen merklichen positiven Effekt auf das Herz-Kreislauf-System. Schrägbankdrücken und Überzüge erfüllen zwar nicht ganz die obigen Kriterien, aber sie leisten wie viele andere Mehrgelenksübungen generell (z.B. Frontdrücken, T-Bar-Rudern usw.), beim allgemeinen Masse- und Kraftaufbau sehr gute Dienste (mit Ausfallschritten ist bei PITT-Force® ausschließlich die Variante gemeint, bei der man mit der Gewichtsbelastung eine Strecke zurücklegt, also vorwärts geht und nicht die Übung nur auf einer Stelle ausübt).
Große Gewichte bauen zwar große Muskeln auf, aber wenn dies mit einer Technik vollzogen wird, die ausschließlich dazu dient, ein Gewicht nur **„irgendwie“** von A nach B zu wuchten, kann es sehr gut sein, dass die zugelegte Kraft nicht gleichzeitig auch einen angestrebten Massegewinn nach sich zieht. Deswegen sollte folgende, allgemeine Grund-Regel bei jedem Kraft- und Muskelaufbau-Training immer berücksichtigt werden:

„Wenn man sich eine Übung schwerer macht statt leichter (sprich: so korrekt wie möglich), dann wird sie, wenn man mit der Zielsetzung auf starke und massive Muskeln trainiert, dadurch effektiver sein!“

Achtung:
Bei äußerlich scheinbar gleichem Bewegungsmuster kann man sich eine Übung leichter machen (z.B. Schwung), man kann sie sich schwerer und effektiver machen (z.B. langsam bis zügig und kontrolliert) und man kann sie sich auch leider zu schwer bis beinahe unmöglich machen (z.B. zu langsam).
Eine Übung sollte also auch umsetzbar bzw. durchführbar sein, wenn es um lange und hohe Spannungszustände zugleich geht. Zudem spielen Hebelgesetze mit eine entscheidende Rolle bei der individuellen Übungsauswahl.
So sind z.B. Überkopf-Kniebeugen eine wunderbare Hilfe, wenn es darum geht, die Kniebeuge besser und korrekter auszuführen. Einsteiger können und/oder sollten diese Version üben, um sicherzugehen, dass die reguläre Kniebeuge auch fruchtet. Gerade Trainierende, welche sich aufgrund mangelnder Kraft, ungünstiger Hebel und/oder schlechter Flexibilität, mit der regulären Beuge schwer tun, können von korrekt ausgeführten Überkopf-Kniebeugen profitieren.
Aber als ständige fundamentale Aufbau-Übung wäre sie einfach zu komplex, mit großer Gewichtsbelastung kaum umsetzbar und somit ist sie nur bedingt tauglich.
Das jahrelange Attackieren der Basis-Übungen ist zwar nötig, um stärker zu werden und ein solides Fundament aufzubauen, aber es besteht ein großer Unterschied darin, ob ich mich bei einer Übung anstrenge und evtl. sogar etwas stärker werde, aber dennoch leider kein Wachstum im anvisierten Muskel stimuliere und ihn auf lange Sicht höchstens „terminiere“, oder ob ich einen Muskel gezielt erreiche und optimal reize, indem ich die richtige Technik anwende und Kraftzuwachs & Hypertrophie die Folge sind.

Kraft ist relativ. Hebel und viele andere Voraussetzungen spielen eine schwergewichtige Rolle und große maximale Kraft bedeutet nicht automatisch große Muskelmasse und umgekehrt.
Verwende ich eine Technik ausschließlich um stärker zu werden, bringen mir die hohen Gewichte auf lange Sicht, außer einem großen Ego und ramponierten Knochen im Alter, nicht viel. Es ist eine der schwierigsten Herausforderungen, sich ab einem gewissen Level vom Leistungsgedanken („soviel wie möglich, so schnell wie möglich“) zu lösen.
Auf der einen Seite soll man zwar stark werden, aber auf der anderen Seite dient diese gewonnene Kraft nur als Mittel zum Zweck bzw. für den weiteren Masseaufbau. Diese Masse bringt wieder weitere Kraft und so beginnt der Kreislauf der **„Progression“** von vorne. Von Level A hinauf zu Level B und so weiter. Dieses Wechselspiel, diese symbiotische Beziehung von Kraft und Masse, wissen die Allerwenigsten richtig umzusetzen.

Hypertrophie-Training ist kein bloßes Krafttraining und schon gar kein Gewichtheben (zumal beim Gewichtheben die Faktoren Technik und Beschleunigung um ein Vielfaches höher liegen, aber Erschöpfung beim Training eher vermieden wird. Explosive Bewegungen und Koordinationsverbesserungen sind im ausgeruhten Zustand besser möglich. Dies ist mit ein Grund dafür, dass es beim Neu-Erlernen von Übungen effektiver ist, es erst einmal langsamer angehen zu lassen). Das Training auf Muskelmasse ist bei PITT-Force® ein anderes Training, als ein Training auf hohe Leistung im physikalischen Sinne bzw. wie es im Kraftsport oder Sportartenspezifischen Training üblich ist.

Der Leistungsgedanke suggeriert oftmals die laienhafte Vorstellung, dass Muskeln nur dann gut sind, wenn man mit ihnen am besten alles sein kann: stark, schnell, gefährlich, ausdauernd und unbesiegbar. So wie die alles könnenden Superhelden der Filmleinwand und Comic-Welt oder die gefeierten, unfehlbaren Massenidole aus den Breitensportarten Boxen, Zehnkampf, Leistungsturnen usw. Denn wer will schon nur große, nutzlose Muskeln ohne extreme Fähig- und Fertigkeiten, wenn diese dann ja auch noch angeblich nicht attraktiv sind. Das (mal ganz abgesehen von einer höchstmöglichen Lebensqualität, welche nun mal nur mit einer entsprechenden Muskelentwicklung gegeben ist) eine Sache einfach nur schön und gesund ist, Spaß macht und/oder höchste Befriedigung verschafft und damit nicht immer unbedingt den Zwecken und Normen der Konsum- und Medienwelt entspricht, kann man sich vielleicht noch bei z.B. einem luxuriösen und kapitalschweren Sportflitzer für den grauen Alltagsbedarf und im Berufsverkehr vorstellen, aber doch nicht beim Stiefkind der überwiegend sitzenden Konsumwelt: Dem eigenen Körper.
Schlagen Sie sich das aus dem Kopf, dass Sie irgendetwas wundersames mit Ihren Muskeln können müssen, um akzeptiert zu werden. Muskeln an sich sind schon ein Wunder. Zudem sind Muskeln mit das Schönste was es auf dieser Welt gibt. Wer seine Muskeln nicht schön findet, hat einfach ein gewaltiges Problem. Mehr steckt da nicht hinter.

Aber zurück zur Passion Training.
Man kann eine Übung technisch so ökonomisieren, dass man zwar stärker wird und tierische Lasten innerhalb von Sekunden bewältigt, aber ein Muskelwachstum noch lange nicht dabei eintreten muss. Man kann so etwas tun und viele gute BB-Athleten können das sicher extrem gut, aber essenziell nötig ist es nicht.
Eine gute Technik ist Voraussetzung, aber sie sollte mit der Zielsetzung auf Muskelaufbau harmonieren. Große Kraftzuwächse und dementsprechende Massezuwächse sollten, zumindest in den ersten Jahren, miteinander Hand in Hand gehen. Wenn ich mit einer Übung den Muskel nicht erreiche, nutzen mir die größten Leistungen nichts. Den Muskel wirklich und vor allem **willentlich** die alleinige Arbeit verrichten zu las-

sen, ist der ganze Trick. Die Kraft, die nach außen hin in Kilogramm sichtbar wird, ist nur ein zweitklassiger Indikator: Die Kraft, die der Muskel innerlich aufbringen muss, ist zwar schwerer zu messen, aber wenn man mit der nötigen Übung und vor allem einer notwendigen Konzentration nach innen vorgeht, kann man es spüren und im optimalen Falle sehen – im ersten Augenblick ist dies ein gigantischer Pump und auf lange Sicht folgen dann die für jedermann unübersehbaren Umfangszunahmen.

Der Muskel wächst nicht von dem, was er schafft, sondern von dem, was er schaffen muss, ohne dabei unter zu gehen. Eine große Leistung mag zwar beeindruckend sein, aber die größten und massivsten Körper der Welt sind nicht mit Weltrekord-Gewichten, ähnlich dem Gewichtheben oder dem Kraftdreikampf, aufgebaut worden.
Nicht das maximale Gewicht macht den Muskel, sondern die maximal möglichen intensiven Wiederholungen mit dem optimalen Trainingsgewicht.
Gute BB wird man selten Maximalkraftversuche machen sehen. Sie nehmen auch nur selten maximale Gewichte für eine Übung, welche dann nur mit Ach und Krach bewegt werden können. Sie nehmen **Trainingsgewichte**. Also Gewichte, die sie im Muskel spüren, und mit welchen dieser konfrontiert wird, um eine Wachstums-Stimulierung zu erfahren. Das ist ein Unterschied und trennt die Spreu vom Weizen und den „Disco-Pumper“ vom Bühnenathleten.
Sicher sind viele der Top-Leute unglaublich stark und zeigen fast übermenschliche Leistungen im Training, aber selbst diese sind meistens noch weit unter dem maximal möglichen Gewicht in Bezug auf nur eine bis fünf Wdh. Aber was sie mit diesen Tonnen an Eisen mit ihren Muskeln anstellen, mit welcher inneren Belastung sie diese attackieren, das ist das ausschlaggebende Element.

Zudem:
Ein sehr weit fortgeschrittener Trainierender, der zwar äußerlich abfälscht, macht dies, um seine Muskeln zu überlasten. Er macht es sich im ersten Augenblick scheinbar leichter (durch den verwendeten Schwung wird ja praktisch für erholsame „Minipausen“ bzw. hohe Spannungssenkungen gesorgt – mit langsamer Ausführung wären so Lasten gar nicht möglich), aber auf lange Sicht (bzw. zum Ende des Satzes hin) kommen mehr effektive Reize/harte Kontraktionen dabei heraus. Er erreicht seine Muskeln mit dieser seiner speziellen Technik – meist einer Mischung aus kompensatorischer Akzeleration, Gewichtheben und „Pumpen“, welches in seiner Ausführung gar einem Berserker ähnelt – während es sich ein Ungeübter nur leichter macht, am Ziel vorbei schießt und sich letztendlich bloß seine Knochen ruiniert.

Sich von dem Leistungsgedanken zu trennen ist nicht immer einfach. Das Ego erst aufzublasen und dann, wenn die Zeit gekommen ist, fallen zu lassen wie einen überreifen Apfel, ist eine große Prüfung, zumal es seit Jahrzehnten immer wieder auf verdrehte

Weise propagiert und verherrlicht wird. Das Steigern der Gewichte in den Grundübungen bei guter Technik ist der erste Schritt, aber der zweite heißt, zum richtigen Zeitpunkt mit den Gewichtsleistungen, die man in einer Übung erreicht hat, effektiv zu arbeiten – dem Muskel im Satz mehr abzuverlangen als er zu geben bereit ist. Das ist mehr als nur Krafttraining oder Gewichtheben.

Hypertrophie-Training fängt da an, wo reines Krafttraining aufhört.

Es ist äußerst wichtig, dass man Übungen, die den eigenen Hebeln nicht entsprechen bzw. welche eine große Leistung aufgrund eigener biomechanischer Verhältnisse erschweren und scheinbar unmöglich machen, aus dem Programm bzw. vor allem aus dem Kopf verbannt.
Sich mit anderen im Studio in einer Übung zu vergleichen, die mehr schaffen, kann sehr motivierend sein. Wenn jedoch die Voraussetzungen für lange und große Steigerungen fehlen, ist es oft eine Sache die viel Frust, vor allem für Anfänger bergen kann. Über Jahre hinweg eine Übung zu machen, in der man partout nicht stärker wird, ist der sichere Weg in die falsche Richtung. Jeder ist von der Physiologie und der eigenen Biomechanik her verschieden und jeder sollte seine Übungen finden oder zumindest so modifizieren/anpassen, dass er die für sich besten Resultate erzielt.
Bankdrücken bringt z.B. nichts, wenn man nach Jahren des Trainings gerade mal sein Körpergewicht für Wiederholungen drücken kann. Aber viele bekannte Übungen bestimmen oftmals den Maßstab im eigenen Studio bzw. Umfeld und es ist schwer, sich davon zu lösen, es den Mitstreitern gleich tun zu wollen.

Man könnte hier noch einige weitere Beispiele von Übungen anführen, die von vielen Hoffenden jahrelang hart attackiert werden, aber aufgrund von schlechten Voraussetzungen nur für Frust und Verschleiß sorgen. Wer das große Glück hat, einen kompetenten Trainer zu finden, der die Übungen von Anfang an richtig zeigt, hat sich eine Menge sinnloser Trainingseinheiten gespart. Leider muss man jedoch in einer Zeit, in der man sich alle möglichen Trainer-Lizenzen schon kaufen kann, statt sie erlernen/verdienen zu müssen, wirklich von "Glück" reden, wenn es darum geht diesen einen Trainer, der einem wirklich helfen kann, zu finden.
Jemand geht in ein Kung-Fu Kloster, lernt alle Tritte und Schläge mit Namen auswendig ohne sie dabei auch nur einmal selber auszuführen, wird schriftlich abgefragt und kommt als großer Meister und Schwarzgurt-Träger zurück. Unvorstellbar?! Nein! Es ist einfach unmöglich!! So etwas gibt es nur in der „Fitness-Branche“ und all ihren Auswüchsen. Also in einem Wirtschaftszweig, wo man scheinbar nichts können muss und alles behaupten kann, um als „Experte“ auf die Bevölkerung losgelassen zu werden.

Mein Rat:
In jeder größeren Stadt gibt es Gewichtheber- und Kraftdreikampf-Vereine. Dort wird nicht nur, im Gegensatz zu den "modernen" Wellness-Tempeln, vernünftig trainiert, sondern es findet sich immer wenigstens eine Person (Athlet und/oder Trainer), die weiß, wie man richtig Kniebeugen, Kreuzheben, Drücken und viele andere zweckmäßige Übungen ausführt. Zudem ist die Mitgliedschaft in einem Kraftsportverein nicht teuer. Hier geht es meist noch um Sport und Training und nicht nur um Show, Animation und den neuesten Studiotratsch und Klatsch. Man unterstützt also eine gute Sache und hat sehr viel davon.
Lassen Sie sich dort die Grundübungen zeigen, am besten von Personen, die auch entsprechende Erfolge in diesen Disziplinen vorweisen können. Selbst wenn Sie sich für eine Mitgliedschaft in einem modernen Studio entscheiden, sollten Sie die Chance nutzen ein-, zweimal oder gar regelmäßig in so einer Einrichtung zu erscheinen. Und sei es nur, um die Technik ab und an überprüfen zu lassen.
Zu weit weg?! Gibt es nicht. Es ist alles eine Frage der Wertschätzung.
Der Wille findet immer einen Weg und es ist oft nur ein Akt von ein paar Stunden/Tagen. Aber dies kann verhindern, dass man jahrelang auf der Stelle tritt und einfach nicht vorwärts kommt. Ein einziger Tag mit lächerlichem Aufwand, der oft ein ganzes Leben verändern kann und einen Schritt in eine größere Welt bedeutet.

2. Theoretischer Teil

Warum PITT-Force®?!

Nein, die Frage ist nicht, warum man denn mit Gewichten trainieren muss, um in Form zu kommen bzw. zu bleiben. Sicher, es werden über die Medien täglich neue, viel versprechende und wundersame Methoden für den Traumbody über Nacht, Rüttel- und Elektro-Trimm-Maschinen angepriesen (die teilweise sogar von „seriösen Medizinern" abgesegnet wurden), aber ich gehe mal davon aus, dass der Leser nicht zu der Gruppe von Bewegungswütigen gehört, die sich gerade erst halbherzig mit dem Fitnessgedanken der breiten Masse angefreundet hat, welcher auf das eitle Zielklientel „fitter, schöner, leistungsfähiger in nur 12 Wochen" abzielt. Also jene Gruppe von Trainierenden, die hauptsächlich aus Absicht statt Einsicht und Gründen der Kommunikation, einen hochmodernen Kontakttreff (sprich: Fitness- und Freizeitpark) aufsuchen.

Die Frage ist auch nicht, ob Intensitäts- oder Volumentraining das effektivere Trainingssystem ist. Hypertrophietraining, als Leistungssport auch Bodybuilding („BB") genannt, war und ist immer die Methode zur Erschöpfung (Volumentraining). Also im Gegensatz zur Methode maximaler Krafteinsätze (Methode zur Verbesserung der intramuskulären Koordination), welche hauptsächlich in reinen Kraftsportarten wie z.B. Ge-

wichtheben, Powerlifting, Kugelstoßen usw. verwendet wird, findet immer ein Schwerpunkt auf einer höheren Erschöpfung/Auslastung des Muskels und der damit automatisch verbundenen höheren Spannungsdauer und größeren Anzahl an Einzelreizen (Wdh) statt.
Die hauptsächlichen Ursprünge aller Methodik und Forschung des Krafttrainings gehen nämlich aufs Gewichtheben und andere Kraftsportarten zurück. Dass aus einem, für die Methode zur Erschöpfung charakterisierenden „mehrmaligen Heben einer submaximalen Last" und der damit verbundenen „höheren Spannungsdauer der Muskulatur" und automatischen „langsameren Bewegungsausführung", die Fehlinterpretationen „endlose Anzahl von Trainingssätzen" bzw. „more is better" oder gar das „Prinzip der ständigen Spannung bis zum totalen Muskelversagen" wurde, ist nur ein weiteres typisches Beispiel für die verdrehende Macht des Filters von Zeit, Kommunikation und Medien („stille Post"). Also ein weiterer Fall, wie sehr unsere duale Sichtweise der Dinge, zu teilweise gegensätzlichen Fehlschlüssen und unterschiedlichen Interpretationen führen kann.

Hohe Intensität wird in unserem Kontext, nur bedingt mit maximalen Gewichten für eine Wiederholung in Zusammenhang gebracht. Intensität, und diese sollte möglichst auf hoher Flamme brennen, ist bei PITT-Force® eher als der Gradmesser der muskulären und vor allem willentlichen Anstrengung, welche bei einem harten Trainingssatz entfacht wird, zu verstehen. Intensität im Sinne von PITT-Force® ist eine **optimale** Mixtur von Spannungshöhe, Spannungsdauer, Dichte der Einzelreize (bedingt durch die Pausen zwischen den Wdh), Intensitätstechnik (Force, Pure, Raw usw.), Kontraktionsform, Arbeitswinkel, Bewegungsgeschwindigkeit usw.. Auch ein Training bis zum Muskelversagen ist nicht unbedingt gleichzusetzen mit hoher Intensität und wird bei PITT-Force® nicht als Indikator für ein erfolgreiches Training verwendet.

Unser Geist gibt immer eher auf als unser Körper und ein Muskel wird selten mehr hergeben, als er zu ertragen vermag, wenn wir es nicht zwingend von ihm fordern. Somit ist es wichtig sich die treibende gedankliche Vorstellung zu nutze zu machen, was wir maximal an vielen Wiederholungen mit einem relativ hohen Gewicht erreichen können und vor allem, wie sehr wir uns die daraus folgenden extremen und befriedigenden Resultate auf die eigene Muskelmasse wirklich wünschen. Also spielt der eigene innere Antrieb auch eine große Rolle, wenn es um den Begriff Intensität geht.

Doch obwohl hochmotiviert, scheitern leider täglich weltweit Tausende von Trainierenden. Im Bestreben, das für ihre genetischen Verhältnisse Unmögliche möglich machen zu wollen und mit überzogenem blinden Eifer beseelt, den Fokus auf die Ausnahmen der Ausnahmen in der BB-Welt gerichtet, wird meist zwanghaft und stundenlang versucht, gleichzeitig die Reizfluten von viel und lange, hart und oft, schnell und intensiv, unter einen viel zu kleinen Hut zu packen. Das hier der gesunde Menschenverstand wohl bereits an der Studiotheke abgegeben wurde, scheint nicht nur offensichtlich, sondern ist oftmals Grundvoraussetzung, um einer weiteren Version des Spiels der Selektion, den Gewinnchancen einem Lotteriespiel ähnelnd, überhaupt einigermaßen motiviert gegenüber zu treten.

Ich persönlich kenne keinen Athleten mehr, der noch jeden Tag stundenlang im Studio 20-30 Sätze pro Muskel absolviert und dabei überdurchschnittlichen Erfolg hat. Es gab und gibt sicher immer Ausnahmen, aber die können niemals die Regel sein und es gewinnt am Ende, vor allem auf hoher Ebene, immer der Stärkste, der zugleich am Meisten verpackt und scheinbar endlos Gas geben kann. Das ist so logisch, wie es natürlich und richtig zugleich ist. Aber nur das alleinige blinde Nachahmen eines viel zu hochvolumigen und intensiven Trainingprogramms eines BB-Stars, wenn es denn überhaupt umsetzbar ist, macht im Umkehrschluss noch lange nicht jeden automatisch zum Mitglied der genetisch gesegneten Elite dieses Planeten. Also hat es sich im Trainingslager der Vernunft schon einigermaßen herumgesprochen, dass man nicht einfach immer nur mehr trainiert.

Die Frage, die nun bleibt, ist wohl eher:

„Warum ein weiteres Buch über Intensitätstraining, wenn es doch bereits bekannt und zudem lange etabliert ist?!“

Soviel vorweg: die Gewichtung von PITT-Force® ist sicher mit die Option, wie man nicht einfach nur noch intensiver, sondern zudem auch effektiver zugleich, in Bezug auf den Aufwand in Form von Trainingsreizen und den Ertrag in Form von Hypertrophie, trainieren kann.

Vor allem der bereits sehr trainierte Muskel muss oftmals variierenden und intensiveren Belastungsformen ausgesetzt werden, um ihn weiter aus seiner Homöostase (biologisches Gleichgewicht) zu rütteln. Und ein Hauptaugenmerk ist auf die größtmögliche Umgehung des Alptraums eines jeden Trainierenden gerichtet: „Übertraining“
Die Erkenntnisse bzw. neuartige Sichtweise bei PITT-Force® bieten einen sehr effektiven Weg, Übertraining deutlich zu reduzieren/minimieren, während gleichzeitig eine optimale bis maximale Reizsetzung sichergestellt wird (alles natürlich unter der unbedingten Prämisse einer hohen Motivation). An dieser Stelle, bevor ich auf die drei Grunderkenntnisse von PITT-Force eingehe, mal einige beispielhafte Ausführungen zum besseren Verständnis, zu den Wörtern „Erkenntnisse“ und „Sichtweise“:

Täglich werden auf unserer Welt Neuerungen entdeckt. Unsere Gesellschaft, unsere industrielle Entwicklung, Technik, Medien, Ernährung und vieles mehr wären niemals auf dem heutigen Stand, wenn es nicht ständig Menschen gegeben hätte, die sich fragen: „Wie kann ich etwas noch besser, ökonomischer, optimaler usw. machen?“ Oftmals sind nur winzige Nuancen entscheidend, um gravierende Unterschiede oder gar revolutionäre Errungenschaften aus Altbewährtem abzuleiten. Das heißt nicht unbedingt jedes Mal, dass vorher alles schlecht und falsch war. Oft ist es nur eine Frage der Perspektive bzw. ein anderer Betrachtungswinkel, eine andere Sichtweise, welche zuvor vielleicht vergessen, übersehen oder verdrängt wurde und die eine verblüffende Lösung für so manches Problem inne hält.

Um einmal ein ganz altes und bekanntes Beispiel anzuführen:

Früher dachte man einmal, die Erde sei im Mittelpunkt des Universums und eine Scheibe. Auch damals gab es schon schlaue Leute, Wissenschaftler und Autoritäten auf ichren Gebieten. Das wird oft vergessen. Es gibt sogar Leute, die behaupten, dass Menschen zu vergangenen Zeiten wesentlich intelligenter gewesen seien, (ihnen standen halt nur nicht die technischen Möglichkeiten der heutigen Zeit zur Verfügung) und schon damals gab es, wie heute, (aktuelles Beispiel: Klimawandel bzw. die unterschiedlichen, teilweise gegensätzlichen Meinungen studierter und cleverer Forscher) eine Fraktion A und B bzw. Pro und Contra, welche jeweils unterschiedlicher Auffassung waren. Alles gebildete und spezialisierte Experten, auf beiden Seiten. Aber trotzdem dauerte es oftmals Jahrhunderte, bis allgemeine Klarheit herrschte und jeder den neuen „heutigen Stand der Dinge“ akzeptierte.

Oder nehmen wir mal ein aktuelles Beispiel aus dem Bereich der Antriebstechnik. Bis vor Kurzem wurde aus der Sichtweise heraus vorgegangen, dass, um einen Körper (z.B. ein Überschallflugzeug oder eine Rakete) möglichst groß beschleunigen zu wollen, einfach nur möglichst viel Hubkraft nötig sei (z.B. in Form von immer größeren Treibstofftanks). Bei der Konstruktion von möglichst flachen Flugkörpern (z.B. Flugzeugen, die so flach gebaut werden sollen, dass sie für das Radar unsichtbar werden) stellten die immer größer werdenden Konstruktionen zur Antriebsvergrößerung, vor allem wenn es um das Erreichen von Schallgeschwindigkeiten ging, ein großes Hindernis dar, die eine Realisierung unmöglich erschienen ließen. Nun kam aber ein schlauer Kopf auf die Idee, die Widerstandskräfte der Luft, welche auf den Flugkörper einwirken, und die bei immer größer werdenden Geschwindigkeiten zunehmend abbremsende Wirkungen mit sich bringen, durch eine geschickte Konstruktion zum eigenen Vorteil des Flugkörpers bzw. zur weiteren Beschleunigung zu nutzen. Dieses Vorgehen ähnelt einigen Techniken in der Kampfkunst, wo man, anstatt gegen die größeren Kräfte eines Angreifers verzweifelt versucht anzugehen, eher die angreifende Kraft für seine eigenen Zwecke nutzt, indem man diese umleitet und zum eigenen Vorteil anwendet (Anm.: auch bei PITT-Force® wird ein ähnlicher Gedanke genutzt; statt gleichzeitig gegen Gewicht und fortschreitende Ermüdung anzukämpfen, nutzt man die ermüdungsbedingten Pausen, um noch weitere Wachstumsreize zu erzielen, aber dazu später mehr).

Wie man an den vorangegangenen Beispielen sieht, ist es oft nur eine Frage der Sichtweise, aber im ersten Beispiel spielte noch zu damaligen Zeiten zusätzlich der Glaube eine gewichtige Rolle. Es ging nicht nur darum, ob man es besser wusste oder nicht, vielmehr gehörte es zum damaligen Diktat des Glaubens und Zweifel bzw. eigene Gedankengänge waren nicht nur unerwünscht, sondern wurden regelrecht von der herrschenden Institution verboten.

Auch ein weiteres, aktuelles Beispiel zeigt, wie schnell der Glaube an das Fantastische die rationale Suche nach fundiertem Wissen zum Erliegen bringen konnte, bis jemand kam, der aus ganz anderen Motiven, quasi rein zufällig, die Lösung entdeckte. Ein Forscher, der auf der Suche nach verschütteten, überwucherten Ruinen war, entdeckte zufällig, dass an den Stellen, wo sich im Erdreich die Gemäuer befanden, auf den darüber befindlichen Getreidefeldern das Wachstum der Halme wesentlich geringer ausfällt oder gänzlich ausbleibt. Erwarteten bis dato noch freudig einige „UFO- Gläubige“ die Rückkehr jener, welche scheinbar Botschaften in Form von Kreisen und Symbolen, angeblich zur Kontaktaufnahme mit der smarten Spezies Mensch, im Kornfeld hinterließen, so weiß man nun, dass es auch hier eine logische Erklärung gibt, die sich im wahrsten Sinne des Wortes durch eine Verlagerung der Beobachtungsperspektive ergeben hat.

Oder mal ein sehr treffendes Beispiel aus dem Boxsport: Noch vor ca. hundert Jahren bestand ein moderner „Faust-Kampf“ hauptsächlich daraus, dass sich die beiden Kämpfer in der Mitte des Rings trafen und einfach ununterbrochen so lange aufeinander einschlugen, bis einer K.O. ging. Das vermehrte Auftreten der ersten Boxer welche „Ausweichen“ und „Tänzeln“ mit in ihre Taktik einbezogen, stieß zu Beginn auf starke Ablehnung oder gar auf verhöhnenden Spott. Es galt als „un-männlich“ und feige sich so im Ring zu bewegen und den Schlägen seines Gegners aus dem Weg zu gehen. Heute würde kein Boxer auf der Welt diesen Boxstil, diese Methodik mehr als feige oder gar verkehrte Vorgehenswiese ansehen. Diese Taktik hat sich einfach durchsetzen müssen, weil es nun mal die einzige logische und vernünftige Lösung war. Trotzdem dauerte es sehr lange bis es alle einsahen/akzeptierten und dies wurde hauptsächlich nicht durch Überlegung und Aufklärung erreicht, sondern dadurch das der jeweilige amtierende „Champion“ es nach dem „Recht des Stärkeren“ so (vor)machte (um genau zu sein: Galt es 1908, beim ersten schwarzen Weltmeister Jack Johnson, in dem damals noch sehr reaktionären Umfeld als verpönt, so ist es spätestens seit der Ära von Boxlegende Muhammed Ali einfach der dominierende Standard. Zudem sieht man an diesem Beispiel wieder einmal mehr sehr gut, wie oftmals auch noch niedere Beweggründe wie Neid, Dummheit und/oder Intoleranz den Einzug smarter Neuerungen erschweren).

Sieht man sich in der heutigen Fitness- und Kraftsportszene und den Weisheiten der dortigen Experten und Champions um, merkt man auch hier recht schnell, dass oftmals inkorrekte Schlüsse und vom Männlichkeitswahn gezeugte Dogmen die Herrschaft an sich gerissen haben und dies gilt für so ziemlich alle Bereiche. Vom Training über Diät bis hin zur Genetik, meistens basierend auf den alten Bauernregeln „Menschen sehen was sie glauben“ und „Mehr und ist besser“. Auch hier wird die Frage der Sicht- und die damit verbundene Vorgehensweise oft recht einseitig ausgelegt bzw. wenn von hundert Trainierenden in einem Studio nur einer Erfolg hat, während die restlichen Kandidaten weit zurückliegen, heißt das noch lange nicht, dass man, um Muskeln aufbauen zu wollen, so trainieren muss wie dieser eine.

Es bedeutet eher, dass ein ganz schlechtes Aufwand- und Ertragsverhältnis, in Bezug auf die von den Trainierenden angewandte Methodik, besteht.

„Wer weniger Erfolg hat ist einfach faul“ ist dann oftmals die Aussage des sich mit seinem ungeschlagenen Trainingsstil brüstenden Platzhirsches. Meistens in einem Atemzug mit der Universal-Antwort: „Das muss man selber herausfinden – jeder ist halt anders“ wenn gefragt wurde, was denn dafür nötig sei zu tun, um in denselben Genuss seiner Zuwächse zu kommen. Im Grunde jedoch wäre es auf das Gleiche herausgekommen, wenn er sagen würde, dass er keine Ahnung hat. Aber wer gibt so was schon gerne zu und das noch im Sport. Das andere sich eventuell viel härter reinknien, und man selber in Faktoren wie z.B. „genetische Voraussetzungen“ einfach von Natur aus großzügiger beschenkt wurde, will man ungern so sehen, und so führt diese großflächig akzeptierte Auslegung nur weiter dazu, dass über 90% der regelmäßigen „Pumper“ sich jeden Tag aufs Neue in ein Spiel stürzen, dessen Regeln sie unter Umständen niemals gewachsen sind.

Und diese Regeln sind beim Training teilweise sehr harter Natur.

Einige hegen eine gewisse Antinomie (Paradoxie bzw. Widersprüchlichkeit) in sich, denn die Zone im Training in der Hypertrophie am effektivsten zu erreichen ist, liegt im Einzelfall nicht selten auf einem sehr schmalen Pfad; und dass man sich im Training teilweise fast umbringt, ist leider nicht immer eine Garantiekarte, welche man jeder Zeit in Form von größer werdenden Muskeln einlösen kann.

Hier einmal nur ein paar kurze Ausführungen dazu, wie kompliziert es unter Umständen ist, die goldene Mitte zu treffen und wie scheinbar gegensätzlich das ganze oft erscheint:

- Es müssen gleichzeitig eine hohe Spannungshöhe und Spannungsdauer vorliegen. Eine Voraussetzung, die schon in sich recht schwer bis unmöglich umzusetzen erscheint. Nur im ausgeruhten Zustand lassen sich sehr hohe Gewichte bewältigen, ein Muskel muss aber auch ausreichend erschöpft werden, damit es zu einer Stimulation des Eiweißstoffwechsels in der Muskelzelle kommt. Das zunehmende Zittern während eines Satzes, welches mit ein Indikator dafür ist, dass man auf dem richtigen Weg zu sein scheint sowie das damit einhergehende Nachlassen von Koordination und Konzentration erschweren jedoch ein ausreichend langes Training mit hohen Lasten.

- Es müssen ausreichend Einzelreize (Volumen) vorliegen. Mit einer zunehmenden Satzzahl leidet jedoch die Intensität des Trainings, eine starke Reizsetzung fällt dem Trainierenden immer schwerer und das Risiko überzutrainieren steigt oftmals überproportional zur Satzzahl und zur Trainingsdauer an.
- Ein Muskel soll aus möglichst vielen Winkeln trainiert werden. Jedoch verschlechtern sich mit steigender Übungs- und Satzzahl Energie, Koordination und Konzentration und die Spannungshöhe nimmt immer weiter ab.
- Ist das Gewicht zu schwer gewählt, verbessern sich, wenn überhaupt sauber durchführbar, oft nur die koordinativen Fähigkeiten (intramuskuläre und intermuskuläre Koordination). Die Spannungsdauer ist bei nur wenigen Wdh einfach zu kurz für eine ausreichende Reizsetzung. Die Wachstumsstimulation bleibt somit aus. Ist das Gewicht zu leicht gewählt, verbessern sich zwar evtl. Kraftausdauer und Ermüdungswiderstandsfähigkeit (bei PITT-Force® zudem noch die „Kapillarisierung"), aber die Spannungszustände sind meist zu gering, um auf Dauer eine sichtbare Faserverdickung zu forcieren.
- Der Muskel muss möglichst oft und beständig, also häufig und regelmäßig trainiert werden, um zu wachsen, aber eine zu kurze Erholung stört die regenerativen Vorgänge und es bleibt weder genug Zeit noch Energie für den Wachstumsprozess (Baustoffwechsel) übrig. Zu lange Erholungsintervalle wiederum sorgen nur dafür, dass der Körper, der ja mit seinen Ressourcen nun mal ökonomisch vorgehen muss, vorangegangene Adaptionsprozesse und Superkompensationen, wegen ausbleibender Reize wieder abbaut.
- Ein Programm soll lange genug ausgeführt werden, um Resultate zu bringen, aber an jede Form der Belastung gewöhnt sich der Körper (vor allem bei fortgeschrittenen Trainierenden) sehr rasch und bevor der Muskel sich nicht nur durch Verbesserungen der koordinativen Fähigkeiten angepasst hat und gerade anfangen will zu wachsen, hat sich schon oft eine so große Akkomodation (Gewöhnung, welche weitere Anpassung erschwert) eingestellt, dass weitere Belastungsreize und Trainingswochen einfach nur noch mehr negativen Stress darstellen, ohne große weitere Zuwächse und dies sehr zu Lasten der körpereigenen Reserven.

- Eine Wdh soll möglichst langsam bis zügig und über einen großen Bewegungsradius ausgeführt werden, aber eine zu langsame Ausführung limitiert die Spannungshöhe und die nicht seltene Tatsache, dass der Muskel eher erstickt wird bzw. technisch versagt, bevor er die Hypertrophiezone erreicht hat, führt zu einem vorzeitigen Satzabbruch und somit bleibt eine optimale Reizung aus. Eine zu schnelle Ausführung der Bewegung hingegen hindert den Muskel an der vollen Entfaltung seines Kraftpotenzials bei gleichzeitig höherem Verletzungsrisiko. Zudem wird der Muskel nicht über den vollen Bewegungsradius und vor allem nicht am Scheitelpunkt der Bewegung optimal unter Spannung gehalten. Schwung, Fliehkräfte und Massenträgheit erledigen den Job statt intensiver Muskelkontraktionen. Ein Gewicht einfach nur von A nach B zu bewegen ist nicht der Trick. Nicht das "was wir heben" ist entscheidend, sondern das "**wie** wir es heben" ist oft der Schlüssel.

- Nur im Verbund entwickeln Muskeln ihre volle Kraft. Aber um das Wachstumspotenzial einzelner Muskeln, die in komplexen Bewegungen teilweise nicht optimal erreicht bzw. stimuliert werden, voll ausschöpfen zu können, ist es nötig, diese soweit wie möglich zu isolieren, ohne zusätzliche Hilfe durch die Beteiligung anderer Muskeln. Ein zu großes Arsenal an Übungen kann sich jedoch nachteilig z.B. auf regenerative Prozesse auswirken und oft kommen isolierte Bewegungen bei weitem nicht an die Spannungszustände von schweren Grundübungen heran. In vielen Grundübungen jedoch werden nicht alle beteiligten Muskeln optimal erreicht und gleich starken Spannungszuständen ausgesetzt.

- Beständiges Training ist einerseits eine Grundvoraussetzung für den Erfolg, doch wer meint bei jedem Training, 52 Wochen im Jahr alles geben zu müssen, stellt irgendwann fest, dass der Körper ab einem gewissen Grad der Entwicklung trotz intensivster Mühen nicht mehr in erwünschter Weise reagiert. Selbst das effektivste Programm ist für den Körper irgendwann nur noch negativer Stress, aber zu lange Trainingspausen oder ein zu häufiges Training mit zu geringer Intensität bringen auf lange Sicht keine Verbesserungen oder führen gar zum Abbau. Auf der einen Seite soll man also den Körper ständig gezielten Reizen aussetzen, auf der anderen Seite jedoch ist es nötig, ab und an mal vom Gaspedal zu gehen, damit es nicht zu gravierenden Übertrainingserscheinungen (Müdigkeit, Schlaflosigkeit, chronische Infektanfälligkeit, Entzündungen und Schmerzen der Muskeln und Gelenke, vorzeitiges Altern usw.) kommt oder man gar ausbrennt. Manchmal erscheint es dann so, als würde man eine Kugel ständig den Berg hinauf schieben, nur damit sie anschließend wieder zurück rollen kann.

Das sind eine ganze Menge Bedingungen. Verfolgt man die Ausführungen der unzähligen Fachleute auf diesem Gebiet, scheint es noch endlos weitere Rahmenbedingungen zu geben die vorliegen müssen, damit Muskeln zum Wachsen stimuliert werden können.

Muskelaufbau scheint somit nicht nur eine Sache von guten Genen, einem starken Willen und hartem Training zu sein, sondern es ist auf Dauer ein „Schachspiel“ mit den eigenen, individuell verschiedenen körperlichen und geistigen Verhältnissen. Ein Sieg setzt oft sehr viel Planung, Intuition und vor allem Geduld voraus.

Dass man sich bitter quälen kann, ist das eine, aber das scheint leider nicht immer der Garant für den Sieg zu sein. Oft durchstreift in dieser Situation ein Hauch von Ungerechtigkeit und Unfairness die Gefühlswelt des Trainierenden. Man fühlt sich um seinen Einsatz betrogen. Dabei gilt doch nirgends so sehr wie im Eisensport der Spruch: „Man bekommt, was man gibt“. Wenn zudem andere Trainierende, die scheinbar nie an ihre Grenzen gehen, ein höheres Leistungsprofil vorweisen, fällt oftmals der Ausdruck „Glück“ ein vorschnelles Urteil.

Aber Glück spielt höchstens eine Rolle bei Faktoren, die man schwer beeinflussen kann, z.B. die Gene. Training jedoch sollte kein Glücksspiel sein. Die Karten wurden uns zwar gegeben, dass lässt sich nicht mehr rückgängig machen, aber die Ergebnisse vom Training sollten nach dem Naturgesetz von Wirkung und Ursache eine nüchterne Gleichung bilden und mit taktischem Vorgehen untermauert werden.

Ach so,...und die Sache mit dem Mehr an Talent heißt noch lange nicht, dass es dadurch einfacher wird. Das Gegenteil ist der Fall... je talentierter ein Trainierender ist, umso mehr kann und muss er sich anstrengen beim Training. Das wird gerne verdreht. Sicher, seine Muskeln reagieren heftiger und schneller, aber von Bewegungs- und Beschäftigungstherapie Training ist noch keiner riesig geworden und jemand der 240kg für Wiederholungen beugen kann oder gar für den Laien unvorstellbare 200kg oder mehr mit seinen Armen drückt, hat es sicher nicht gerade „leicht“. Sein Rennwagen fährt halt nur schneller und länger, aber das sagt noch lange nichts darüber aus, dass sein Rennen angenehmer oder gar leichter ist.

Versuchen wir uns nun mit den Lösungsansätzen und der Sichtweise von PITT-Force® zu befassen, um mehr Licht ins Spiel zu bringen und um zudem in Zukunft einen höheren Lohn für die erbrachten Mühen zu kassieren.

PITT-Force® Basics

1. Auxotonie der Kontraktion

Egal mit welcher Maschine, Elektrogerät, technischen Neuentwicklung, Computer usw. man das Phänomen "menschlicher Körper" auch vergleicht, es bleibt ein Witz, gegen die unglaubliche Einmaligkeit, Struktur, Funktionsweise und Leistungsfähigkeit unseres lebenden Wunderwerks.
Billionen von Zellen in unserem Körper funktionieren ein Leben lang, sich ständig reparierend, verbessernd und arbeitend und sie befähigen uns zu den vielfältigsten Taten und scheinen sich an die unmöglichsten Umstände anzupassen. Was alleine der Verdauungsapparat im Laufe eines Daseins, an Millionen von Litern Flüssigkeit aufnimmt, verwertet und ausscheidet oder an Tonnen von Lebensmitteln verdaut und in Energie umsetzt, ist schwer in klare gedankliche Vorstellungen zu fassen.

Auch die Fähigkeit Kraft und Energie zu erzeugen und intensive körperliche Tätigkeiten ausführen zu können, ist einfach unglaublich.
Die Maschine Körper/Geist, Muskeln und Zentralnervensystem (ZNS) ist einfach mit keinem noch so technisch perfekt entwickelten Hochleistungsmotor oder Computer der heutigen Zeit vergleichbar.

Hierbei erhält das Wort „Leistung“ in unserer Zivilisation/Gesellschaft einen immensen Stellenwert und dieses Wort – Leistung - stellt oft, wie eine unbewusste Massensuggestion, die kollektive Motivation dar, um das Individuum selber zu den unterschiedlichsten Aktionen und Tätigkeiten zu bewegen. Ob vieles davon sinnig oder unsinnig ist, darüber kann sich zum Glück jeder sein eigenes Urteil bilden und soll nicht Thema dieses Buches sein.
Auch im Sport steht der „Leistungsgedanke“ recht weit oben. Aber im vom Ehrgeiz getränkten Streben um Ruhm und Anerkennung wird oft vergessen, dass wir - zumindest von der Biologie her gesehen - nicht alle gleich sind.
Wir haben, auch wenn es einigen schwer fallen wird das einzugestehen, nicht jeder die gleichen Voraussetzungen und somit auch nicht jeder die gleiche „Leistungstoleranz“ und oft, im Training vor allem viel zu oft, ist das Gegenteil von „Gut“ leider nur „Gut gemeint“. Dabei ist Muskelwachstum bzw. ein Training, welches auf Muskelumfangszunahme ausgelegt ist, doch recht einfach.

Der Organismus hat eine der wunderbarsten Fähigkeiten, die es überhaupt gibt: die Fähigkeit zur Anpassung. Zur Neubildung von Muskelgewebe. Und Muskeln selber sind

per se das absolute Highlight der Evolution, der Durchbruch für jedes sich fortbewegende Lebewesen auf diesem Planeten. Muskeln sind die Erfindung der Entwicklungsgeschichte schlechthin. Gegen sie wirken selbst die wichtigsten Erfindungen der Menschheit, wie z.B. das Rad, das Fliegen, die Elektrizität usw. eher wie spielerische Begleiterscheinungen. Zufällige Folgeergebnisse seiner smarten Besitzer.
Setze ich meine Muskulatur einem Reiz aus, welches eine entsprechende Reizhöhe und vor allem Dauer beinhaltet, die den momentanen Leistungsstand nur um ein bestimmtes Maß übersteigt und mache ich dies regelmäßig, so passt sich das menschliche Gewebe der neuen Anforderung an und hypertrophiert. Einfach so, ohne Antragsstellung, ohne „Bitte Bitte" oder gar Briefe an den Weihnachtsmann.
Würde man einer Maschine ständig eine höhere Belastung abverlangen, als für jene Leistung, welche sie zu geben bereit ist bzw. für die sie konzipiert wurde - sie würde zusammenbrechen bzw. irgendwann einfach den „Geist" aufgeben.

Also ist es eigentlich normal und nichts außergewöhnliches und sicherte uns dadurch auch noch ganz nebenbei den Platz in der Evolution, dass Muskeln sich anpassen. Um nun seine physischen Möglichkeiten voll zu entfalten und seine Selbstverwirklichung in von Gott gegebene muskulöse kunstvolle Formen zum Ausdruck zu bringen, müsste das Ganze eigentlich doch, mit einigermaßen Sinn und Verstand, recht locker und einfach zu meistern sein.
Aber sehr vernünftig und vor allem mäßig und geduldig waren wir Menschen ja noch nie und somit ist es auch bei der gängigen Methode zur Muskelquerschnittsvergrößerung, sprich Hypertrophie-Training, nicht verwunderlich, dass gerne nach dem Motto „was ist alles möglich zu können" - statt „was ist denn eigentlich nur **nötig**, um zu wachsen" gehandelt wird und auch hier setzt das Individuum Mensch oftmals die Messlatte für das eigene Erfolgsstreben viel zu hoch an.

Muskelfasern und ihre kleinsten Bausteine, die Muskelzellen, kontrahieren und entspannen im rhythmischen Wechsel während intensiver Anstrengung, Punkt.
An dieser Stelle werden gerne Ausführungen und Abbildungen angeführt, die bis ins kleinste Detail den Aufbau und die Funktionsweise der willkürlichen Skelettmuskulatur darstellen, welche für das menschliche Auge ohne mikroskopische Hilfe nicht sichtbar wären. Für ein besseres Verständnis unter Fachleuten sind diese Schilderungen ganz gut, aber es wird oft vergessen, dass so mancher Leser seine Schwierigkeiten hat sich physiologische Prozesse vor seinem geistigen Auge vorzustellen. Der Biologie-Unterricht aus Schulzeiten ist ja oft auch schon etwas länger her.

Für eine gedankliche Verdeutlichung des Kontraktionsvorgangs der Muskelfasern schlage ich deshalb folgende, sehr vereinfachte, bildhafte Vorstellungen vor:

Muskelfasern ziehen sich zusammen, dadurch können Gliedmaßen bewegt und kraftvolle Bewegungen erzielt werden. Stellen wir uns jetzt mal diese Muskelstränge wie die dicken Seile beim Tauziehen vor. Kräftige Hände ziehen durch rhythmisches Umgreifen, Packen, Ziehen und Lösen an diesen Tauen und die Gruppe von muskulösen Akteuren versucht möglichst gleichmäßig, kräftig und effektiv etwas Schweres zu ziehen (z.B. einen schweren Stein über ein Seil über eine Klippe). Die Männer und das Seil verbildlichen hierbei die Muskelfasern und die Arbeitsweise der Muskelzellen („Aktin und Myosin“) und ein Mann mit einem Megaphon, welcher die Leute antreibt, stellt hierbei die Impulssetzung über das Zentrale Nervensystem („ZNS“) dar. Am anderen Ende ist noch ein Aufpasser, der danach schaut, dass sich die Männer nicht überfordern oder gar zu weit auseinander gerissen werden oder zu dicht aufeinander drängen (gleichbedeutend für die „Golgi Organe“ im Muskel, die u.a. über eine zu große Streckung und/oder Kontraktion wachen).

Man kann sich auch eine alte Sklavengaleere und deren Ruderer vorstellen. Der Ruderschlag würde der Umkippbewegung der Aktin- und Myosinköpfe gleichen und der Trommler, welcher den Takt für die Ruderer vorgibt, ist dann mit der Rekrutierung der Muskelfasern zur Kontraktion über das ZNS gleichzusetzen. Der Aufpasser (Golgi-Organ) läuft zwischen den Ruderern entlang und schaut nach dem Rechten.
Hauptsache hierbei ist, dass man versucht sich den Ablauf der Kontraktion, die Brückenbildung zwischen Aktin und Myosin, die einzelnen „Ruderschläge“ der kontraktilen Bestandteile usw. zum besseren Verständnis im gedanklichen Bildformat vorzustellen.
Dann ist es ganz einfach, die Geschehnisse und die daraus resultierenden Ableitungen fürs Training zu verstehen.
Wie sähe es z.B. aus, wenn die Leute am Tau ein schweres Gewicht mit explosiv zuckenden Bewegungen versuchen würden zu bewältigen? Wie würde es aussehen, wenn sie es langsam machen? Wie würde es bei gewohnten und ungewohnten Lasten aussehen? Welche Rolle spielt der Einfluss des „Trommlers“ (ZNS) bzw. der Mann mit dem „Megaphon“ und wie kann er seine Funktion am besten auf die Leute am Seil optimieren? Durch hektisches, dosiertes oder dauerndes Rufen? Welche Rolle spielt die Anzahl und Dicke der Stränge und die Menge der Leute am Seil? Was würde passieren, wenn es einzelnen, ineinander greifenden Händen am Seil schwieriger gemacht würde, weil nicht alle gleichzeitig aktiv mitziehen, weil einige bereits ermüdet sind oder noch gar nicht aktiviert wurden oder weil sie einfach nicht im Rhythmus sind oder alles unkoordiniert oder chaotisch abläuft ?
Wie wäre das Ganze dann im Umkehrschluss auf die Praxis zu übertragen und wann werden die Helfer stärker und massiver und wann haben sie sich nur einfach besser auf einander eingespielt und ökonomischer koordiniert? Welche Rolle spielen die Span-

nung und die kurzen Pausen in den Erschlaffungsphasen, während des Ziehens und Lösens der Hände am Seil?
Wie sähe es bei verwandten Bewegungen/Sportarten im Muskel aus?
Wie beim Gewichtheben, wo explosive Kontraktionen dominieren und wie wäre es bei einem anderen Extrem zu sehen, also z.B. bei einem Trainingssatz an einer Maschine, wo langsamere Bewegungsmuster absolviert werden können?
Ein Sprinter z.B. hat recht muskulöse Oberschenkel. Seine Muskeln müssen bei einem 100 Meter Lauf recht stark und schnell in Bruchteilen von Sekunden kontrahieren. Die Pausen zwischen den Brückenschlägen der Muskelköpfe bzw. zwischen den einzelnen Kontraktionen sind recht kurz. Ein Eisschnellläufer jedoch führt zwar ein ähnliches Bewegungsmuster aus, aber seine Beine sind wesentlich massiger (hypertrophierter) und seine Bewegungen sind aufgrund der Oberflächenstruktur (Eis) erschwert, die Kontraktionen sind länger und langsamer, aber der Widerstand (Körpergewicht) ist sehr ähnlich dem des Sprinters.
Wie sähe der Sachverhalt in unserem Beispiel (Tauziehen) vor dem geistigen Auge nun aus und was wären die logischen Konsequenzen für ein Training, welches ein Maximum an Querschnittsvergrößerung, Erhöhung der Energiespeicher und Kraftzunahme der beteiligten Muskelfasern zugleich sicherstellen soll? Welche Rolle würde die Intramuskuläre Koordination spielen und welche Rolle die Spannungsdauer der einzelnen Kontraktionen?

Aber zurück vom Segen der geistigen Vorstellung und den dadurch leicht erklärbaren Abläufen während intensiver Bewegungen zu den Vorteilen der wechselnden Spannungsverhältnisse bei der Anspannung.
Der Muskel wird nie alle Fasern und Energie gleichzeitig einsetzen, um eine Übung zu bewältigen, immer nur den momentan notwendigen Anteil, um die Bewegung erfolgreich zu absolvieren. Möglichst ökonomisch wechseln sich die Fasern und Zellen im Laufe der Kontraktion ab. Somit sind weder alle Fasern die ganze Zeit und über die volle Länge einer Kontraktion unter gleich hoher Spannung, noch werden alle gleichermaßen erreicht und/oder erschöpft. Wie bei einem Staffellauf, wird die Gewichtsbelastung auf die einzelnen Fasern und Zellen systematisch weiter gereicht und hin und her verteilt und während die einen hart arbeiten, erholen sich die anderen für die nächste Welle an Belastung. Dies alles geschieht automatisch und innerhalb von Bruchteilen von Sekunden.

Sicher kann man mit Hilfe der Muskulatur die tollsten Bewegungen und Kunststücke vollbringen. Aber um Muskeln zum Wachstum anzuregen reicht es aus, wenn sie gezielt intensiv und oft genug gegen hohe äußere Widerstände kontrahiert bzw. angespannt werden. Es ist nicht nötig, alles gleichzeitig zu können und zu wollen, was uns die scheinbar große Buffettafel „sportliche Fähig- und Fertigkeiten durch die willkürliche Skelettmuskulatur“ in großen Leuchtbuchstaben schmackhaft machen will.

Die Muskeln gleichzeitig mit einer hohen **und** langen Spannungsdauer zu konfrontieren, ist schon Chaos genug und wenn dies in der richtigen Dosierung betrieben wird, ein gewichtiger Grund zur Anpassung in Form von Kraft- und Querschnittszunahme. Kommen jetzt noch „möglichst schnell /explosiv “, „ bis zum Versagen und darüber hinaus“, „ständige Spannung" usw. und/oder dem „Sprachzauber“ („Wo ein Wort, ist auch ein Ding“) entsprungene Zahlenspiele wie „Kraftausdauer“, „Maximalkraft“, „Schnellkraft“ usw. hinzu, werden dem Trainierenden, auf dem sehr langen Marsch, einfach nur noch mehr Steine in den Weg gelegt, als eh schon überwunden werden müssen und leider wird hierbei oft die eigene Anpassungstoleranz weit überschritten.
Es wird allzu oft bei solchen Anleitungen vergessen, dass viele dieser Vorgehensweisen entweder aus der Praxis von Hochleistungssportlern im BB oder aber gar aus dem sportartspezifischen Vorgehen der olympischen Disziplinen (Track and Field, Gewichtheben, Turnen usw.) stammen. Diese Sportarten sind kaum bis meist gar nicht an überdurchschnittlich viel Muskelmasse interessiert.
Muskeln können ein schweres Gewicht ein oder ein paar mal kurz heben oder sie heben ein leichtes Gewicht sehr oft und lange, aber ein schweres Gewicht zugleich sehr oft bzw. so oft wie nötig/möglich zu heben, um Hypertrophie zu provozieren, scheint schon ein in sich widersprüchliches Unterfangen zu sein, welches dem Geist (Willen) und den Muskeln extreme hohe Anforderungen abverlangt. Man muss hierbei sprichwörtlich das Unmögliche versuchen, um das Mögliche zu erlangen.
Das Ganze jetzt noch möglichst schnell bzw. ohne Pausen zwischen den Wiederholungen und die Anpassungskapazitäten werden schnell überfordert.
Zudem ist ja Papier bekanntlich geduldig und die menschliche Fantasie und die eigene Wunschliste, in Bezug auf die Zielsetzung beim Trainingseffekt, oft unendlich groß.
Ein stärkerer Reiz wird immer über den schwächeren Reiz dominieren.
Man kann auch nicht mehrere Pferde gleichzeitig maximal feste anbinden und für spezifische Anpassungen zählt am Ende der ausschlaggebende spezifische Reiz. Wenn man maximale Hypertrophie stimulieren will, dann bringt es nichts, wenn ein Optimum aus vielen Reizen und erwünschten Anpassungen erzwungen werden soll. Der Muskel wird sich immer nur für hauptsächlich einen überschwelligen Auslöser, eine gröbere Richtung entscheiden.
Alle anderen schwächeren Reize fallen zwar nicht direkt unter den Tisch, aber die Anpassung wird deutlich geringer ausfallen und oft bleibt am Ende nur ein minimales Optimum. Viel Aufwand, wenig Ertrag.
Wäre dem nicht so, könnte man in drei verschiedenen Sportarten, die alle unterschiedliche und teilweise gegensätzliche Anforderungen an den aktiven Bewegungsapparat stellen (z.B. Kraft, Ausdauer und Schnelligkeit), gleichermaßen erfolgreich sein.

Aber man kann nun mal nicht alles haben und ein Muskel kann sich nicht in alle Richtungen gleich heftig anpassen, auch wenn exotische Trainingsartikel und Erfolgsgurus scheinbar alles versprechen.
Es reicht, wenn man das nötige tut und nicht das maximal mögliche. Es ist notwendig, den Muskel hohen und langen Spannungszuständen ausreichend oft auszusetzen (überschwelliger Reiz). Nicht endlos, nicht maximal, nicht bis zum Versagen und nicht in möglichst kurzer Zeit und vor allem nicht alles auf einmal.
Muskeln arbeiten beim Gewichtstraining auxotonisch (=veränderliche Spannung), also unter sich ständig ändernden Spannungszuständen während der Kontraktion. Dies geschieht nicht nur durch sich abwechselnde haltende (statische) und bewegende (dynamische) Arbeitsweisen während einer Übung, sondern auch durch unterschiedliche Spannungszustände im Muskel und seinen einzelnen Fasern selbst, bedingt durch veränderliche Hebelverhältnisse, Kraftkurven, Scheitelpunkte der Belastung, Drehmomente, Brückenbildung von Aktin und Myosin usw.
Die Spannung im Muskel bzw. insbesondere auf die einzelnen Muskelfasern variiert während der Kontraktion an unterschiedlichen Punkten der Bewegung, von hoch bis tief, lange und kurz usw. Eine sehr starke kraftvolle Bewegung ist für den Muskel und das ZNS eigentlich ein Kunststück, ein kleines Wunder, welches wir irgendwie übersehen haben und oft als selbstverständlich hinnehmen. Physikalische Gesetzmäßigkeiten, Hebel, Drehmomente, Massenträgheit, Kraftentwicklung usw. sowie biologische Vorgänge wie Energiegewinnung, Nervenimpulse, Durchblutung, Baustoffwechsel, Laktat - und CO^2-Bildung und Entsorgung usw. sind alles Faktoren, Prozesse und Geschehnisse, die bei einer Kontraktion eine Rolle spielen und die oftmals alle parallel ablaufen und miteinander einem Symphonieorchester ähnelnd untereinander koordiniert werden müssen.

An einigen Punkten einer Bewegung kann ein Muskel so stark kontrahiert werden, dass physiologische Prozesse wie z.B. die Blutzufuhr, der Energie- und der Baustoffwechsel (Auf- und Abbau von z.B. Muskelproteinen) stark unterbrochen und gestört werden.
Ab ca. 50 % der maximalen Spannungsfähigkeit eines gewöhnlichen Muskels schnürt sich dieser immer stärker durch seine eigene Kontraktionen zu und je fortgeschrittener und höher der Leistungsstand und die damit verwendeten Lasten, umso gravierender und länger kommt dieser Fakt zum tragen. Der Muskel ist während der immer härter und schwerer werdenden Kontraktionen mehr und mehr auf eine anaerobe (anaerob= ohne Beteiligung von Sauerstoff) Arbeitsweise angewiesen. Dies kann er für die Zeit der eigentlichen Kontraktion ganz gut kompensieren und passt sich auch entsprechend an (z.B. durch Vergrößerung der Phosphatspeicher Adenosintriphosphat und Creatinphosphat usw.).

Wenn mit durchgehenden Wiederholungen, also möglichst ständiger Spannung, gearbeitet wird, ist die Fähigkeit lange und hart, ohne die Zufuhr von lebensnotwendigem Sauerstoff, weiter kontrahieren zu können und sich diesem Zustand auf Dauer optimal anzupassen, also die anaerobe Kapazität eines Muskels, mit ein weiterer limitierender Faktor beim Muskelaufbau. Und den kann man sich bei PITT-Force® sparen.
Im Regelfall und vor allem bei Aufnahme des Trainings jedoch, finden immer eine natürliche Balance zwischen hoher und niedriger Spannung und ein ständiger Wechsel von starker Anspannung und anschließender Entspannung, schon während der Kontraktion in den betroffenen Muskelfasern statt. Unter anderem deswegen scheint es auch zu Beginn des Trainings bzw. im ersten Jahr so schnell zu gehen. Der Körper reagiert in vielerlei Hinsicht noch optimal und die Anpassungstoleranzen sind noch lange nicht ausgereizt. Erst bei Zunahme der Leistungsdichte und größerer Hypertrophie fällt dieser Regelmechanismus immer mehr zu Ungunsten der Versorgungslage der Muskelfaser aus und die angestrebten hohen und vor allem langen Spannungszustände werden zum Fallbeil der eigentlichen Zielsetzung.

Die Kehrseite der Medaille einer Kontraktion, sprich die Belastungsschuld durch z.B. metabolischen Stress, steigt weiter an und katabole Zustände überwiegen immer mehr. Es fällt dem Muskel immer schwerer, die eh gestörte und vor allem während der Kontraktion unterdrückte Proteinsynthese wieder ausreichend herzustellen. Der Fokus liegt, gerade bei hohen Spannungszuständen, halt mehr auf der mechanischen Energiegewinnung, und es bleibt weniger Energie für andere Belange der Zelle übrig. Anfänglich reagiert der Muskel noch recht gut mit einer gesteigerten und überschießenden Reaktion, z.B. in Form von höherer Eiweißeinlagerung in den kontraktilen Elementen Aktin und Myosin, aber nach und nach fällt die energiefordernde Gewichtung mehr in Richtung der katabolen Prozesse und deren lebenswichtiger Notwendigkeit der Beseitigung aus. Eine Superkompensation wird immer seltener und scheint mit der Zeit nur noch mit brachialsten Anstrengungen, frei nach dem Motto "bist du nicht willig - so brauche ich Gewalt", erreichbar zu sein.
Zudem fällt es immer schwerer die Zone zu erreichen, in der Schlüsselreize gesetzt werden, da die steigende Belastungsschuld den Muskel in seinem Vorhaben (intensiv zu kontrahieren) massiv behindert. Und ohne ausreichende Reizung bleibt ein zufriedenstellendes Wachstum aus. Ohne eine Ursache kommt es zu keiner Wirkung.
Um den Muskel aus seiner Trägheit bzw. seinem biologischen Status Quo (Homöostase) zu bringen und zum Wachstum zu reizen, ist ein spezifischer Reiz nötig. Dies findet beim Widerstandstraining mit einer gezielten Kombination aus Reizstärke und Dauer statt. Eine zu starke Reizdichte - sei es in Bezug auf die Trainingsreize durch die einzelnen Workouts (Trainingstage bzw. eine zu frühe Wiederaufnahme des Trainings) aber auch selbst in Bezug auf die Einzelreize beim Training (Pausen zwischen den einzelnen Wiederholungen eines Satzes) - kann von talentierten Trainierenden sicher eine

Zeit lang sehr gut kompensiert werden und unter Umständen zusätzlich zur Intensitätssteigerung genutzt werden. Auf Dauer wird sich damit jedoch erfolgreich ins Übertraining geschossen. Und am Ende steht oft die Manipulation durch diverse Methoden als einzige traurige Option da.

Eine überzogene Interpretation vom Idealprinzip der ständigen Spannung (welche weder nötig ist und aus u.a. hebeltechnischen Verhältnissen auch nur selten möglich ist) und der Leistungsgedanke (Leistung = Arbeit : Zeit, dabei ist schon Arbeit = Kraft x Weg/Wiederholungen, mehr als Belastung genug) erschweren unnötig ein Spiel, welches in seiner Natur an sich schwer genug ist, um gewünschte Veränderungen herbeizuführen. Auch ein ständig angestrebtes, teilweise erzwungenes und vor allem technisches Muskelversagen („Ersticken“), bringt sehr schnell mehr Schaden als Nutzen. Würde ein Boxtrainer seinem Schützling empfehlen, dass er um besser werden zu wollen, bei jedem Kampf versagen soll bzw. auf die Bretter gehen soll?! Wohl kaum. Der Spruch „They never come back“ hat schon im Boxen so seinen Grund. Vergessen Sie ständiges und forciertes Training bis zum totalen Versagen oder gar darüber hinaus. Es ist gegen das mentale Programm und führt auf Dauer nur dazu, dass man gar nicht mehr zum Training geht. Sofern man nicht schon vorher durch Verletzungsserien gestoppt wurde. Bei PITT-Force® geht man ohne absolutes Versagen erzwingen zu müssen in die tiefsten Bereiche des Muskels und das ohne sich dabei absichtlich schädigen zu müssen und ohne dabei ein zu starkes Übertraining zu provozieren.

Die Grundgedanken des Intensitätstrainings und wie man möglichst die Erträge maximiert und Übertraining minimiert (wir werden später sehen, dass es ein gänzliches Nicht-Übertraining im erweiterten Sinne nicht gibt) bzw. die Prinzipien „kurz und hart und selten“ und weniger ist oftmals mehr, wurden ja, zum Glück vieler Trainierender weltweit, schon seit längerem unter die pumpende Bevölkerung gebracht. Und es ist heute auch noch größtenteils akzeptierte Praxis, dass es ein deutlich geringeres Volumen benötigt, um Muskeln zum Wachsen zu stimulieren, als wie es zu Beginn des Eisenzeitalters BB in den 60ern und 70ern publiziert/praktiziert wurde, wenn nur die Intensität eines Satzes und Qualität der Ausführung ausreichend hoch sind. Allerdings reicht nur ein Satz mit regulärer Ausführung (durchgehende Wdh) ob nun bis zur Erschöpfung oder gar zum Versagen, auf Dauer niemals auf Leistungsebene aus. Die nötige Anzahl von Einzelreizen ist zu niedrig und gleichzeitig ist die Gefahr eines Übertrainings durch Versagenstechniken beinahe vorprogrammiert. Deswegen hat PITT-Force® nur bedingt etwas mit den Ansätzen des klassischen Intensitätstrainings zu tun.

Hohe Intensität ist nötig, aber auch die Intensität hat viele Gesichter. Genauso wie man schnell zuviel bei zu geringer Intensität trainieren kann , ist es genauso gut möglich, viel zu intensiv zu trainieren und dies selbst bei nur einem Satz.

Zu hohe Gewichte, zu viele Sätze und/oder keine Pause zwischen den Wiederholungen zu machen, den Muskel in möglichst kurzer Satzdauer versuchen zu erschöpfen und den Balance-Akt zu unternehmen, „hart", „lange" und „schnell" auf einen gemeinsamen Nenner zu bringen, ist in Punkto Trainingsreiz nicht nur unnötig, es ist eher sogar hinderlich, weil der Muskel einfach unter seinen Möglichkeiten bzw. maximal möglichen und nötigen Anzahl von hochintensiven Kontraktionen bleibt. Gleichzeitig Gas und Bremse zu drücken ist auf Dauer das Spiel: "Was kommt eher? Dass die Muskeln vorzeitig versagen oder dass endlich mal die Hypertrophiezone erreicht bzw. der Muskel ausreichend und optimal gereizt wird?!
Muskeln kontrahieren und entspannen, kontrahieren und entspannen usw., bis im idealen Falle die beteiligten Fasern ausreichend lange und hoch beansprucht wurden und eine erhöhte Proteinsynthese/verstärkte Eiweißeinlagerung die natürliche Folge ist. Der Leser sollte versuchen, sich dies bildhaft vor Augen zu führen, bzw. wer sich bisher schon mit einem „Low Volume" Training erfolgreich angefreundet hatte, kann nun noch einmal gewaltig an Muskelmasse auf packen, ohne dabei andere Faktoren großartig steigern zu müssen.

Eine simple Pause zwischen Wiederholungen, eine kurze Spannungssenkung zwischendurch, mehr ist nicht nötig um die notwendige Anzahl von Einzelreizen zu erzielen. Eine kleine Änderung in der Ausführung und eine gigantische Verbesserung in Bezug auf die Zielsetzung. Einfacher und effektiver kann es nicht sein.
Die „Ur-Übungen" zum Kraft und Masseaufbau, also Umsetzen, Reißen, Stoßen, Kniebeugen, Kreuzheben usw. wurden schon immer mit Pausen und wechselnden Spannungszuständen ausgeführt und ohne den Tatbestand der auxotonischen Kontraktion wäre nie ein Kraft-Athlet aufs olympische Treppchen gestiegen bzw. niemals bei einem Kraftwettbewerb erfolgreich gewesen.

Apropos Gewichtheben/Kraftsport :
Es wird allzu gerne in diversen Werken zur Leibesertüchtigung das Beispiel von Milos von Kroton angeführt. Einem historischen Gewichtheber aus der Antike, der so lange mit einem Kalb trainierte und es hob, bis es zum ausgewachsenen Ochsen entwickelt war (ein schönes und einfaches Beispiel für den Begriff **"Progression"** und die Anpassungsmöglichkeiten des Körpers). Über den Wahrheitsgehalt dieser Legende will ich nicht referieren, aber eins steht fest - wenn es denn so war, dann hat er es kraftvoll gehoben, abgesetzt, wieder gehoben usw.. Er wird es weder superlangsam unter ständiger Spannung, mit vorausgegangenen prozentualen Berechnungen, Zahlenformeln, variierenden Wiederholungsphasen, „Tut's", „ROM`s", Kadenzen, Periodisierung, bis zum negativen Muskelversagen usw., noch mit abgehackten Bewegungen, schnellstmöglich, hektisch, abgefälscht, mit Partnerhilfe usw. gehoben haben.

Vielleicht ist es auch gut so, dass er von so mancher heutigen Theorie/Methodik nie etwas gehört hat - sonst hätte man nämlich nie etwas von ihm gehört.

Aber im Zeitalter von Körperkult und Fitnesswahn, der vermehrten, meist übermäßigen Anwendung von Spezial- und Isolationsübungen, hochwissenschaftlichen Trainingsplänen und vor allem seit dem Einzug des "Maschinenzeitalters" (damit sind Trainingsgeräte und Maschinen gemeint, die meist leider nur selten an die weitreichenden Spannungszustände freier Gewichtsübungen herankommen, aber dagegen umso mehr den Faktor ständige Spannung und isolierte Belastung betonen wollen), haben immer mehr Praktiken Einzug gehalten, welche von den ursprünglichen Methoden des Trainings oftmals nur ablenken. Was an Vorteilen geboten wird (es gibt auch wirklich effektive und funktionelle Maschinen, mit denen sich zudem die Prinzipien von PITT-Force® hervorragend umsetzen lassen) wird häufig durch eine unproduktive/schlampige Technik, ein zu großes Ego und vor allem einen Mangel an Geduld zunichte gemacht.

Zur Erinnerung und dies gilt ganz extrem für ein Training an Maschinen:
Ziel ist es nicht, ein sich wiederholendes Bewegungsmuster nicht mehr ausführen zu können, sondern den Kontraktionsvorgang des anvisierten Muskels durch intensive Belastung ausreichend zu erschöpfen.

Keine Pausen zwischen den Wiederholungen zu machen, erschwert diese Grundvoraussetzung bei falscher Umsetzung an Maschinen noch extremer und der Muskel bleibt in Bezug auf seine Entwicklung weiter unter seinen Möglichkeiten. Einfach nur Gas geben bis man „blau“ anläuft heißt noch lange nicht, dass der Muskel optimal gereizt wurde.

Durch die lohnenden Pausen, sei es bei Maschinentraining oder freien Gewichten, ist es möglich, wesentlich mehr Kontraktionen und damit verbunden ein größeres Maß an Arbeit und Belastungsreizen zu setzen, Wiederholung um Wiederholung, Reiz um Reiz. Von Impuls zu Impuls werden immer mehr Fasern mit steigender Dauer aktiviert, belastet und ermüdet und letztendlich stößt man in den Grenzbereich, in welchem die Reservefasern des Muskels stimuliert werden. Anpassung durch Kraft - und Umfangszunahme ist die unausweichliche Folge.

Die beiden sportwissenschaftlichen Methoden (maximale Krafteinsätze/Training zur Verbesserung der intramuskulären Koordination und die Methode der submaximalen Lasten) beim Krafttraining sollen ursprünglich dazu dienen, die Leistungen im Maximalkraftbereich zu verbessern bzw. systematisch in die Höhe zu schrauben (z.B. Gewichtheben, Kraftdreikampf usw.). Man spricht hier auch von einem Kraftdefizit, welches nach und nach durch wochenlanges Training mit beinahe maximalen Gewichtslasten durch u.a. Verbesserung der koordinativen Fähigkeiten (intra- und intermuskuläre Koordination „IK“) der Muskulatur auf das Wettkampfdatum hin, auf ein Leistungsniveau gebracht wird, bei welchem es dem Athleten möglich ist, durch sofortige und star-

ke Aktivierung der beteiligten Skelettmuskeln am Hebevorgang durch das zentrale Nervensystem (also dem „Willen“), beinahe sämtliche Muskelfasern eines Muskels zur maximalen Kontraktion in einem extremen Kraftakt zu befähigen.
Der Kraftsportathlet lernt somit nach und nach immer höhere Gewichte zu heben, unter Einbezug/Aktivierung von immer mehr Muskelfasern. Es findet somit eine Ökonomisierung/Automatisation statt (die Last verteilt sich auf immer mehr „helfende Hände“ bzw. Fasern). Einem zu hohen mechanischen und vor allem energetischen Aufwand soll hierdurch aus dem Weg gegangen werden. Maximale Kraftleistungen sind ein gewaltiges Kunststück des ZNS und stehen somit schon fast konträr zu den Zielsetzungen beim reinen Hypertrophietraining.
Die Methode, bei der submaximale Lasten verwendet werden, ist somit nur die "Softversion" der Methode der maximalen Gewichte. Das Mehr an Muskelmasse durch u.a. Faserverdickung, Vergrößerung der Phosphatspeicher usw. ist hierbei (bzw. bei den Sportarten wo Max-Kraft die zentrale Rolle spielt) eher als mehr oder weniger willkommener Nebeneffekt zu sehen, welcher dazu dienen soll, wiederum auf lange Sicht noch höhere Trainingsgewichte im maximalen Bereich zu bewältigen (die Last wird also nicht nur wie beim IK-Training auf mehr Fasern verteilt sondern zudem wird eine größere Angriffsfläche, sprich Muskelmasse, gebildet).
Aber letztendlich geht es beim regulären Krafttraining um maximale Kraft in kürzester Zeit (Leistung). Also um das für die jeweilige Sportart perfekte Paket aus (explosiver) Kraft und Schnelligkeit. Dies erfordert neben den entsprechenden genetischen und physiologischen Voraussetzungen (z.B. sehr hoher Anteil an weißen Fasern) ein Mindestmaß an Übung, Konzentration und vor allem eine 110%-ige Technik. Das Zentralnervensystem (ZNS) spielt bei dieser Methodik somit eine ganz große Rolle, die in der Version nicht unbedingt jedem liegt.
(Sorry, aber wenn es um Leistungssport geht, sind nicht nur die physiologischen Voraussetzungen genetisch umrahmt, sondern auch die Willenseigenschaften und somit verbunden die Fähigkeiten des ZNS in Bezug auf maximale Aktivierung sämtlicher Fasern in kürzester Zeit. Genauso wie nicht jeder mal eben so massiv werden kann wie er bzw. sie sich das wünscht, genauso kann nicht jeder mal eben so aus dem Stand gleich schnell und stark alle seine Muskeln innerhalb von Bruchteilen von Sekunden gegen maximalen Widerstand kontrahieren.)

Man kann sicher phasenweise Maximalkraftblöcke in sein Training einbauen. Es ist nicht unbedingt so verkehrt, um den Massezuwachs eventuell zu unterstützen. Letztendlich kommt man an sehr hohen Gewichten auf lange Sicht nicht vorbei, wenn man überdurchschnittlich große Muskelmassen aufbauen will oder sich gar mit dem Gedanken beschäftigt, auf eine Bühne zu wollen. Muskeln erfahren unter BB-Gesichtspunkten eine starke sichtbare Qualitätsverbesserung, wenn sie denn auch sehr stark sind bzw. auf maximale Lasten hin trainiert werden (also nicht durch wie sonst publizierte höhere Wiederholungszahlen bei leichten Gewichten, sondern durch wenige Wdh bei hohen Gewichten. Noch einmal: Maximale Gewichte verbessern die Muskelqualität). Zudem lassen sich durch das Herantasten an immer größere Gewichte auch einige hemmende Faktoren, so genannte inhibitorische Effekte, minimieren. Dies kann dann bei einem Training auf Muskelumfangszunahme sehr hilfreich sein. Kleinste Messstellen im Muskel selbst liefern nämlich dem Gehirn durch eine Art Rückkopplungsmechanismus bei sehr starken Kontraktionen und Dehnungen, die entsprechenden Signale, die uns davor schützen, dass wir uns eventuell überfordern oder gar verletzen (durch zu starke Dehnung oder zu starke Verkürzung der Muskelzellen). Dies wird durch die schrittweise vonstatten gehende Steigerung beim Training mit hohen Gewichten abgeschwächt (die sich rasch verbessernde IK und die Abschwächung der inhibitorischen Effekte durch die „Gewöhnung" erklärt u.a. auch die rapiden Gewichtssteigerungen bei Aufnahme des Hanteltrainings).

Es ist jedoch auf keinen Fall zwingend notwendig mit beinahe maximalen Gewichten und/oder auf maximale Kraftentwicklung im „einer bis fünfer" Wdh-Bereich hin zu trainieren. Es ist ein Spiel, welches auf lange Sicht für jemanden, der ausschließlich auf Hypertrophie trainiert, mehr Risiko birgt, als es Gewinne bringt. Verletzungen des Band- und Sehnenapparats gehören nicht selten zur Tagesordnung. Stärker wird man doch eh wenn man mit Gewichten trainiert, also wieso eine Methodik anwenden, bei der man viel riskiert und zudem nur wenig Hypertrophie stimuliert?! (Mangelnde Geduld ist hier mal wieder die Antwort)

Und wo und bei welcher Übung wird es denn in der Studiopraxis beinahe ausschließlich so gemacht?!
Wohl doch hauptsächlich bei der **Egoübung Numero Uno: „Bankdrücken".**
Bankdrücken ist zudem die beste Beispielübung, dass **Gene** und **Hebel** hauptverantwortlich sind, wenn es um messbaren und vor allem optischen Erfolg bei dieser "Brustübung" geht. Von zehn Trainierenden bekommen vielleicht zwei bis drei eine Brust, werden stark wie ein Ochse und tragen die frohe Botschaft weiter durch die Studiolandschaft. Von den weiteren Teilnehmern im Spiel bekommen evtl. zwei nur riesigere vordere Schultern, einer vielleicht noch zusätzlich einen massiven Trizeps und der Rest erhält von allem einen minimalen Bruchteil und hat nach ein paar Jahren, wenn es glücklich verläuft, eine gereizte Rotatorenmanschette.
Das Selektionsprinzip in seiner reinsten Form lässt grüßen. Zudem ist Bankdrücken ein gutes Beispiel für unproduktive Spannungszustände in einer Übung. Der Trizeps steht beinahe ständig unter Spannung, während hingegen die Brust, vor allem bei gängiger schlampiger Technik, nur kurzzeitig und meist unzureichend erreicht wird. Und da heutige Studios immer seltener die Wörter „technisches Know-how von Übungen" und „gewissenhafte Betreuung" groß auf ihre Werbetafeln schreiben, wird es noch lange

bei dem Zustand bleiben, dass dem blutigen Anfänger eine technisch sehr anspruchsvolle Übung wie das Bankdrücken leider eben nur im Vorbeigehen auf das ungeübte Auge gedrückt wird.
Nicht seltene Folge: zu häufiger bis ständiger Muskelkater in der Brust, ohne signifikante Reizsetzung/entsprechendes Wachstum + chronisch überlastete/entzündete also überreizte Schultergelenke und Ellbogen (Trizepssehnenansatz).
Bei Kniebeugen (ich rede hier jetzt immer noch von der typischen Situation im Fitnesstempel, und nicht von der Methodik in einem z.B. vernünftig geführten Gewichtheber/Kraftdreikampf-Verein) oder anderen „unangenehmen" (also schweren) und/oder eben nicht so sensationsträchtigen Übungen, sieht man solche maximalen Kraftphasen und Mörderakte jedoch sehr selten.

Wichtig:
Große Spannungszustände sind nötig. Hier geht es nicht darum, dass große Kraft bzw. Riesenlasten unnütz sind. Ganz im Gegenteil. Muskelkraft und Querschnitt stehen im Zusammenhang und ohne brutales Training mit ständig größer werdenden Lasten, wird es leider nie etwas werden.
Wem die Vorstellung von großen Gewichten, tonnenweise Eisen, voll gepackten Lang- und Kurzhanteln und Eimern voller Schweiß innerlich widerstrebt, sollte nach dem Prinzip Hoffnung eher die Kurstafel seines Studios im Auge behalten oder er sollte sich lieber gleich zwei schicke Walking-Stöcke kaufen und zusammen mit entsprechend motivierten Gleichgesinnten, fleißig nette kleine Löcher in den Waldboden stochern, um in „Form" zu kommen und „gesund" bleiben zu wollen.

Die Wahl des richtigen Gewichts entscheidet sich im Muskel. Trainingsgewichte spürt man im zu trainierenden Muskel. Maximale und vor allem zu schwere Gewichte hingegen in den Knochen und Gelenken. Das ist der feine Unterschied.

Die beiden sportwissenschaftlichen Methoden zur Kraftentwicklung haben also eine Schnittmenge, aber eben unterschiedliche Schwerpunkte in der Zielsetzung. Dies ist mit ein Grund, warum so oft bei den Themen Muskel- und Kraftaufbau aneinander vorbei geredet wird. Ein Vermischen und/oder systematisches Wechseln richtet sich also nicht nur nach dem was man erreichen will, sondern auch danach, wer sich solche Methoden erlauben kann. Es bleibt also auch immer bei dem Punkt „**wer** es macht und **wie** er es macht". Und gerade die Umsetzung in der Praxis ist sehr stark abhängig von der jeweiligen **Technik.**

Und hier stößt dieses Buch an seine Grenzen der Darstellung, denn gerade die richtige Technik ist ein sehr entscheidender Faktor. Technik ist nur bedingt „anlesbar". Erst

durch beständiges, intensives und bewusstes Üben und durch die Methode von Versuch und Irrtum kommt man hierbei weiter.
Die Technik ist das Fundament für die unterschiedlichen Gesichter der Intensität und der Ausführung einer Übung. Das ist leicht gesagt, aber nur schwer mit Worten zu erklären und gerade im Sportstudio ist es oft leider nur schwer möglich, das garantiert richtig zu erlernen. Es laufen einfach zu viele „Eunuchen" (also Leute, welche meinen zu wissen, wie es geht, es aber selber nicht können. Jene schleppen auch meist die größte Anzahl an gekauften Trainer-Titeln und Lizenzen mit sich herum, um ihre Inkompetenz zu überschminken) auf der Trainingsfläche umher. Wie soll man auch was lehren, dass man nie erfahren hat. Und wie soll man sich der Technik einer Übung sicher sein, wenn man diese selber noch nie auf seinem eigenen Weg ausreichend auf die Probe gestellt hat.
Ein weiser Mann hat mal gesagt: "Man kann viel theoretisches über Elektrizität wissen und lesen, aber erst wenn man einmal seine Finger in eine Steckdose gehalten halt (Achtung: dies ist nur eine Metapher - es ist keine Aufforderung!!!), dann hat man es **erfahren**. Dann **weiß** man wirklich, was Elektrizität ist". Also wieso Rat und Betreuung für einen langen Weg von jemandem einholen, der die Strecke nie selber zurückgelegt hat und die lange Route, die selten Sackgassen und Umwege eingezeichnet hat, nur aus geduldigen und verstaubten Büchern oder gar aus einem Computerprogramm („Trainingssoftware") zu kennen meint.
Man geht ja auch nicht zu einer Jungfrau, wenn man sich Ratschläge für sein Liebesleben einholen möchte.

Dasselbe gilt natürlich auch für einen Satz bei PITT-Force®.
Wer bisher noch nie einen schweren Satz Kniebeugen mit 10, 15, oder gar 20 Wiederholungen nahe der Versagensgrenze absolviert und überstanden hat, der braucht erst gar nicht anfangen, über auswendig gelernte Papiertheorien zu referieren. Macht wenig Sinn und ist zudem echt albern.
Ich kenne eine Menge guter Trainer, die selber beherzt trainieren und sich nicht nur im Studio demonstrieren/profilieren, die nicht nur ihr Ego vor ungebildeten Neueinsteigern aufblasen. Einige haben sogar Sportwissenschaften studiert (auch wenn man da leider nicht so viel tiefgreifendes über die heutige Praxis beim Training auf Hypertrophie lernt, aber so ein paar simple physiologische Grundkenntnisse sind schon nicht verkehrt) oder sind gar selber Athleten. Sie wollen wirklich helfen, weil sie das nötige Verständnis und die Erfahrung haben und von Ihrem Tun wirklich überzeugt und begeistert sind.
Sie können, praktizieren und leben das vor, was sie predigen und sie sehen es nicht nur als „Job", sondern eher als Berufung an, anderen dabei zu helfen, dasselbe Glück zu erfahren, welches Eisentraining ihnen geschenkt hat.

Sie schleimen ein Mitglied nicht nur voll, solange wie es genug Geld an der Theke und im Studio lässt. Sie motivieren und wecken Energie und zeigen zugleich im richtigen Moment den erhobenen Finger.
Mit so einem echten Trainer, dem man vertraut und der einem wirklich helfen will und auch kann, ist man in guten Händen und hat das große Los gezogen. Aber diese sind leider selten und rar gesät.
Mit einer auf der Kirmes geschossenen Lizenz oder einem durch bloßes auswendig Lernen erstrebten Diplom alleine ist man, egal wie toll sich das für den Laien anhört, noch lange kein erfahrener Trainer.

Aber zurück von der überregionalen traurigen Situation in den Animationsclubs zur richtigen Technik im Training:
Die Technik entscheidet (der letzte Buchstabe bei „PITT" steht ja nicht nur zufällig für das Wort Technik). Man kann eine Technik absolvieren, die ihren Schwerpunkt auf z.B. die Verbesserung der Schnelligkeit oder der Ausdauer oder der Maximalkraft usw. oder halt eben der Hypertrophie, legt. Vieles kann sicher bis zu einem gewissen Grad gleichzeitig in unterschiedlicher Gewichtung erzielt werden und findet in so manchen Sportarten seine berechtigte Anwendung.
Für die Zielsetzung Hypertrophie ist es jedoch eben **nicht** zwingend erforderlich, durch zu extremes Nutzen des Vordehnungsreflexes und der damit verbundenen Gummiband- bzw. Federfunktion der elastischen Komponenten des Muskels (was bei traditionellen Krafttrainingsmethoden eine bedeutende Rolle spielt), optimale Wachstumsreize zu setzen.
Wenn eine übermäßige Ausnutzung des Vordehnungsreflexes weg fällt, und dies kann durch die Pausen zwischen den Wdh auf ein ausreichendes Maß reduziert werden, dann minimiert sich auch, die für den Trainierenden so oft frustrierende "Illusion der muskellosen Kraftzunahme".

Wer darüber klagt, dass er nun bei PITT-Force® evtl. bei einigen Übungen einen Schritt von den bisherigen Gewichtsleistungen zurückgehen muss, der hat bis dato meist zu viel abgefälscht und eher Gelenke und Knochen trainiert, statt sein Muskelgewebe zu reizen. Aber im Regelfall schafft man sofort, mit ein wenig Übung, Experimentieren und vor allem „Biss" mehr Wdh/ Kontraktionen als üblich.
Je mehr der Vordehnungsreflex auf ein nötiges Minimum reduziert wird, desto eher entscheidet die reine Muskelkraft darüber, ob das Gewicht nun wirklich willentlich überwunden oder eher nur geschwungen wurde.
Je hypertrophierter ein Muskel ist und je schwerer das Gewicht bzw. je größer die Spannungshöhe desto schwieriger wird es, die nötige Belastungsdauer zu erzielen, die erforderlich ist, um in die Wachstumszone („PITT-Force® Zone") zu gelangen, ohne

dass der Muskel schon aus anderen Gründen (ZNS, Übersäuerung etc.) vorzeitig versagt.
Und Kraftsteigerungen, die hauptsächlich aufgrund koordinativer Anpassungen erfolgen, sei es durch immer weiteren „Körpereinsatz", noch mehr Ruck und Schwung und /oder mehr Unterstützung von umliegenden Muskeln (auch sinniger Weise "Abfälschen" genannt) oder aber weil das Gewicht für unsere Zwecke zu leicht gewählt wurde und eher auf Schnelligkeit trainiert wurde (bei langsameren Kontraktionen kann der Muskel eher sein volles Kraftpotenzial entwickeln, da die kontraktilen Komponenten Aktin und Myosin effektiver miteinander Brücken bilden können), schießen an der Zielsetzung eines vernünftigen PITT-Force® Trainings vorbei.

Am Beispiel Wadentraining an der stehenden Wadenmaschine lässt es sich täglich vielerorts sehr gut beobachten (bei so mancher Ausführung müsste man die Maschine eher in „Wadenwippe" umtaufen), dass ein kleiner Muskel ständig unter übermäßigem Wippen und Schwingen mit Gewichtslasten konfrontiert wird und diese scheinbar problemlos bewältigt, die der Wadenmuskel selber niemals ohne die Gummibandfunktion der umliegenden Bänder und Sehnen, bzw. aus reiner Muskelkraft, auch nur annähernd schaffen oder gar schadlos überstehen würde. Der Irrglaube „die Wade trägt das eigene Körpergewicht unzählige Male und kann deshalb mit viel Gewicht belastet werden" und die Oberhand der Trägheit, verleiten leider viel zu oft zu einer völlig unproduktiven und zudem sehr gefährlichen Ausführung (und dann wird sich noch beschwert, dass die Wadenmuskeln angeblich so „stur" sind). Beim Thema Wadentraining zeigt sich ganz deutlich, dass eine minimale Änderung in der Ausführung bzw. eine kleine Pause, einen gewaltigen Unterschied ausmacht. Oder mal Klartext:
Wer mit PITT-Force® keine Waden bekommt, der wird selbst mit den exotischsten Methoden keine Waden bekommen.

Beim Bizepstraining ist es häufig sehr ähnlich und auch hier wird oft geschwungen was Bänder und Sehnen hergeben. Da jedoch die Bizepssehne bei weitem nicht die Belastbarkeit der Achillessehne aufweist, kommt es hierbei viel eher zu einer schmerzhaften Einsicht, welche dann doch recht schnell zum Umdenken zwingt.
Aber so etwas muss und sollte einfach nicht erst geschehen. Ein Körper lässt sich nicht verbiegen und Ergebnisse lassen sich halt nicht beschleunigen. Ironischerweise auch nicht mit „Schwung". Und mit roher Gewalt bzw. übermäßigem Abfälschen schon gar nicht.
Ziel sollte es immer sein, eine Übung schwerer und effektiver zu machen und nicht einfach nur leichter, angenehmer oder gar spaßiger, um auf kurze Sicht ein höheres Gewicht zu verwenden. Gewichte herumzuschleudern hat ja auch zugegebenermaßen einen gewissen „Show- and Funfactor", als konzentriert und steril wie eine Maschine jede Wdh sauber rauszuquetschen.

Bei PITT-Force® ist es jedoch ratsam, sein Ego an der Theke abzugeben, bevor man sich auf die Gewichte stürzt und dass man sich bewusst macht, was man wirklich erreichen will. Nur ein Gewicht irgendwie von A nach B zu bewegen oder zu schleudern, muss noch lange nicht intensiv sein und hat nur bedingt etwas mit Hypertrophie-Training zu tun. Wer das so macht und dabei Erfolg hat, für den solle man sich freuen. Er hat sich im günstigsten Fall eine Menge Arbeit und Anstrengung erspart. Aber der Krug geht ja bekanntlich immer so lange zum Brunnen, bis er bricht. Auch die „Ausnahmen“ bestehen nur aus Fleisch und Blut. **Abfälschen ist somit für so manchen vielleicht möglich, aber es ist einfach für keinen wirklich nötig.**

Kraft- und Massezuwächse stehen in Relation und ihre Zunahme verläuft nicht immer parallel. Sie wechseln sich schubweise ab. Durch die korrektere Technik bei PITT-Force® wird das frustrierende Syndrom, häufig zwar nur an Kraft, aber ohne gleichzeitige spürbare Umfangszunahmen, zugenommen zu haben, auf einem erträglicheren Maß gehalten.
Ob explosive Techniken, Koordinationsgewinne, Ruck und Schwung, Reflexverbesserungen, Fliehkräfte und die Federfunktion der elastischen Komponente so einen Unterschied zu einer konzentrierten Ausführung machen?!
Da braucht man sich nur z.B. mal einen guten Kung-Fu Kämpfer anschauen, der es mit explosiver Technik und spannungsgeladenen Reaktionen schafft, einem selbst nur minimal kurz erscheinenden Faustschlag, durch den extrem schnell zuckenden gemeinsamen Einsatz fast sämtlicher Muskeln seines Körpers, eine solch unglaubliche Kraft und Wucht zu verleihen, dass ein wesentlich schwererer und stärkerer Gegner wie ein Fliegengewicht mehrere Schritte zurückgestoßen und dieser beinahe sprichwörtlich aus den Schuhen gehauen wird.
Wie eine lange Peitsche, die selber nur ein paar hundert Gramm wiegt und welche durch die richtige Technik zu unglaublich kraftvollen Hieben fähig ist und deren kleine Spitze am Ende wie ein Hammer zu heftigen Einschlägen führen kann (mal so nebenbei: wenn es denn so richtig knallt, wurde mal eben die Schallmauer durchbrochen, also Kraft = Masse x Beschleunigung in einer sehr extremen Version), so kann auch unser Bewegungsapparat scheinbar "muskel-lose", aber trotzdem wahnsinnig hohe Kräfte und Akte durch extreme koordinative Fähigkeiten und reflexbedingte Muskelkraft entwickeln. Kunstturner, Kampfkünstler und Artisten zeigen die erstaunlichsten Kunststücke und atemberaubende Leistungen, welche durch die ökonomisierte Verbindung einer kräftigen, harmonisch arbeitenden Muskulatur, extremen Reflexen und stahlfederähnlichen Bindegewebsstrukturen möglich sind.

Auch z.B. das so genannte "Stage Diving", bei der ein Rocksänger sich liegend auf den Händen seiner Fans durch die Halle tragen lässt, zeigt sehr anschaulich wie eine gute Koordination dafür sorgt, das Kraftakte aufgrund des Zusammenspiels mehrerer Muskeln und der Fasern im Muskel selbst möglich sind (die Hände symbolisieren in diesem Falle die Muskelfasern, die sich im Muskel abwechseln und aufeinander die Belastung absprechen und die verschiedenen Muskeln in einer Kette, die, wie bei einem Staffellauf, die Belastung während einer Bewegung aneinander schwerpunktmäßig verteilen). Das Zusammenspiel von Koordination, Reflexen und Beschleunigung ermöglicht uns also einen gewaltigen Vorteil bei vielen Übungen, aber wenn es nur bei der Verbesserung derselbigen bleibt und/oder Steigerungen nur auf diese zurückzuführen sind, dann bringt das auf Dauer nur dem Ego etwas, aber für eine längerfristige und zufriedenstellende Hypertrophie reichen die bisherigen Anstrengungen oft nicht aus.

Achtung:
Ohne ein gewisses Maß an Beschleunigung geht es nicht. Kraft ist Masse mal Beschleunigung, also ist immer ein gewisses Tempo und eine positive Akzeleration mit im Spiel. Aber der zu trainierende Muskel sollte diese Kräfte entwickeln und nicht die umliegenden Muskeln oder gar der ganze Körper und es hat auch keiner gesagt, dass man sich im falschen Umkehrschluss gar in Zeitlupe bewegen soll. Training ist schon schwer genug und die goldene Mitte zu treffen ein Kunststück. Man muss es sich nicht noch schwerer machen, indem man es wieder genau anders herum dreht und man bei der Bewegung einschläft und den Muskel im sprichwörtlichen Sinne "verhungern lässt". Von super langsamen Trainingstechniken und anderen Selbstkasteiungstechniken alleine ist noch nie einer überdurchschnittlich breit geworden. Nur auf dem Papier und das ist ja bekanntlich geduldig.
Wenn man von niedrigen Spannungszuständen Muskeln bekäme, dann wären die Studios voll mit athletischen Körpern. Aber so ist es leider nicht.
Bei der Ausführung eines Satzes bei PITT-Force® ist das sofortige Mehr an möglichen Wdh und Reizen somit wie ein aktiviertes **Reizdefizit** zu verstehen (beim traditionellen Krafttraining spricht man dagegen bei hoher Muskelmasse, aber relativ gesehenen geringeren Maximalkraftleistungen, von einem Kraftdefizit), welches zuvor durch ein zu starkes gewichten auf maximale Kraftsteigerungen/intramuskuläre Koordination im verdrehten Sinne entstanden ist.
Koordination, Beschleunigung, Reflexe usw. sind also wichtige Bestandteile einer kraftvollen Bewegung, aber sollten auf ein produktives Maß ausgelegt sein und es bringt nichts, wenn man nur aus koordinativen Gründen versagt bzw. das „jonglieren“ mit der Last ausgereizt wurde, bevor der eigentlich anvisierte Muskel selbst kaum oder gar nicht ausreichend stimuliert wurde.

Ein Muskel kann im eigentlichen Sinne nicht so schnell versagen, er ist recht schnell erholt. Selbst nach brachialsten Akten ist er binnen Bruchteilen von Sekunden meist schnell wieder in der Lage zu kontrahieren. Denn mal ganz abgesehen von unseren Muskeln und dem Faserquerschnitt, der letztendlich mit die Spannungshöhe limitiert,

ist das ZNS einfach nicht in der Lage, endlos maximale Impulse (man spricht hierbei von „Rekrutierung/Aktivierung motorischer Einheiten) bei maximalen Lasten zu erzielen. Für einen z.B. wettkampfähnlichen Maximalkraftversuch für eine Wdh, welcher ein Riesenakt für unser gesamtes System darstellt, braucht das ZNS viele Wochen für eine komplette Erholung. Selbst erfahrene Gewichtheber und Powerlifter (Kraftdreikämpfer) kämen nie auf die wahnsinnige Idee, sich bei jedem Training völlig zu verausgaben und/oder maximale Hebeversuche bis zum Versagen außerhalb des Wettkampfes zu verwenden (was man bei vielen Trainierenden im Studio leider viel zu oft sieht).
Auch führt ein Training mit viel zu hohen Gewichten und/oder gar bis zum Versagen unter Verwendung sämtlicher "Action Methoden", die es gibt (Abfälschen, Schmerz-Wdh, ständige Spannung, Intensiv-Wdh, Mehrfachsätze, abnehmende Sätze, Negative usw.), nur dazu, dass zum Ende des Satzes hin nur die "Sicherungen" durchbrennen bzw. das ZNS zu stark in seinen Kapazitäten überfordert wird.
Man kann sehr schnell, gerade wenn man jung, hochmotiviert und noch sehr unerfahren ist, den Bogen überspannen. Und dann ist recht häufig, selbst bei nur einigen wenigen Sätzen, der Muskel chronisch übertrainiert und das eigene Potenzial wurde nie gänzlich geweckt.
Maximale Gewichte und Versagenstechniken sind, bei fehlender Toleranz, der sichere Trip ins Übertraining. Und egal wie reizvoll und viel versprechend sich diverse „Prinzipien der Champions“ auch anhören, man sollte sich von ihnen lösen.
Auf Dauer sind Übertrainingssymptome, bei viel zu intensiver Belastung, kaum auszuschließen und das meist ohne, dass der eigentliche Muskel zuvor optimal gereizt oder gar überhaupt erreicht wurde.

Es gibt sicher Vertreter, die solche Prozeduren regelmäßig praktizieren und überleben und gar damit Erfolg haben. Es gibt aber auch Pflanzen, die nach dem Motto „Unkraut vergeht nicht“, sich durch eine dicke Teerschicht einer Straße kämpfen und somit trotzdem wachsen können (auch „Trotz-Theorie“ genannt, also Trainierende, die scheinbar **trotz** ihrer Methodik wachsen und nicht **wegen** derselbigen). So etwas zeigt nur, dass einige wenige Gesegnete noch viel härter im Nehmen sind, wesentlich tiefer in die Übertrainingszone eintauchen können, sich zudem noch mehr quälen können, eine höhere Toleranz und eine stärkere „Reaktionsfreudigkeit“ besitzen usw. (sehr gute Gene und das Spiel der **Selektion** lassen grüßen). Ein auf Dauer effektives und vor allem empfehlenswertes oder gar nötiges Vorgehen stellt diese Praxis von den Ausnahmen der Ausnahmen jedoch nicht dar. Das muss jedem klar denkendem Menschen einleuchten oder es könnte sein, dass er bei dem Versuch daran zu Grunde geht. Gleichzeitig mit voller Kraft auf „Vollgas“ und „Stop“ des „Motors-Muskel“ zu drücken (Blockade u.a. aufgrund einer zu heftigen Übersäuerung, Erstickung, schlechter Impulsübertragung usw.), führt nur dazu, dass der Motor immer mehr aufheult und irgendwann nicht nur die Sicherungen durchdrehen, sondern evtl. ein Schaden (Verletzungen durch übermäßigen Verschleiß) entsteht, der nicht mehr kompensiert werden kann und ein trauriges Ende einer wunderbaren Leidenschaft bedeuten kann. Man soll zwar seine Muskulatur systematisch belasten, aber nicht die Überlastung selbst zu stark überlasten.

Der Muskel ist in einem intensiven Trainingssatz oft einer Notsituation („fight or flight“ Situation) ausgesetzt. Er muss sowohl lange und hart, schwer und oft intensiv kontrahieren. Es ist physiologisch relativ "einfach" für den Muskel, etwas Schweres ein paar mal zu heben oder etwas Leichtes sehr oft. Aber Hypertrophie -Training heißt nun mal, ein schwerstmögliches Gewicht so oft und korrekt es nur geht, zu heben.
Und keinerlei Pausen zwischen den Wdh zu machen, der Versuch ständige Spannung zwanghaft erreichen zu wollen und/oder noch Versagenstechniken einzustreuen und all das ganze in kürzester Zeit, machen es nur unnötig schwerer und setzen schier endlose anaerobe Kapazität und beinahe übermenschliche physiologische Vorteile voraus, die aber nun mal in der Regel keiner in einem endlosen Maße hat.
Die kurzen Pausen bzw. Erschlaffungsphasen, welche schon alleine durch den Wechsel der Spannungszustände/höhe während dynamischer Muskelarbeit von selbst, bei jedem Trainierenden auf dieser Welt stattfinden (meist schon durch den automatischen Wechsel von isometrischen und isotonischen Spannungszuständen), sorgen jedes mal dafür, dass immer wieder nährstoff- und sauerstoffreiches Blut in die Fasern hinein und mit Stoffwechselendprodukten gesättigtes Blut aus den Fasern heraus fließen kann.

Die bewusst eingesetzten lohnenden Pausen bei PITT-Force® stellen somit, mal ganz nüchtern gesehen, eine äußerst smarte Akzentuierung einer simplen physiologischen Tatsache dar. Und diese Akzentuierung, diesen Vorteil, hat jeder mehr oder weniger bewusst schon im eigenen Training genutzt. Ohne diesen Wechsel der Spannungszustände/höhe wäre es gar nicht möglich, dass wir uns überhaupt irgendwie für längere Zeit kraftvoll betätigen könnten.

PITT-Force® ist somit kein neues Zauber-Training. Ich habe das Rad nicht neu erfunden. Ich weiß nur wie man es optimaler/effektiver dreht. Es ist kein Training welches „Wunder über Nacht“ verspricht. Auch wenn sich die Käuferschar dieses Buches durch folgende Aussage wahrscheinlich halbiert – aber wer ernsthaft meint, man bräuchte im Bodybuilding nur ein paar Wochen/Monate usw. trainieren, der meint wahrscheinlich auch, dass der Klapperstorch die Babys nach Hause bringt oder hat einfach keine Ahnung, Punkt.

Ein zusätzlicher pausenloser, temporeicher Kampf mit der unbarmherzigen Hantel, der gegen eine von Wdh zu Wdh ansteigende fordernde Ermüdung bis zum bitteren Ende geführt wird, mag zwar nach Außen hin sehr beeindruckend für den Beobachter wirken, aber eine Garantiekarte für den ersehnten Heldenstatus ist es noch lange nicht.

Für die Arbeitsweise des Muskels und für die Reizübertragung/ Impulssetzung durch das ZNS ist es wesentlich effektiver, wenn das Ganze in gezielten Intervallen (Wdh – Pause – Wdh – Pause usw.) stattfindet. Es ist in diesem Spiel weniger unnötiger negativer Stress für alle Beteiligten und es erlaubt eine systematischere, effektivere, besser dosierbare und vor allem konzentriertere und lohnendere Vorgehensweise. Statt gegen eine unausweichliche Ermüdung verzweifelt anzugehen, gibt man einfach kurz nach, um abermals Reize zu setzen. Ein Schritt zurück, zwei Schritte vor, in nur einem Satz.

Denn erst durch die **Kumulation** der einzelnen Schlüsselreize im Satz wird der Wachstumsprozess (Proteinsynthese) ausreichend stimuliert.
Dies ist mit eine Erklärung, warum ein einzelner, regulärer, hochintensiver Satz mit durchgehenden Wdh selbst bis zum totalen Muskelversagen, auf Dauer niemals ausreicht, um Wachstum zu forcieren. Bei einem Anfänger vielleicht, aber für einen Fortgeschrittenen sind es einfach zu wenig Schlüsselreize, egal wie intensiv diese auch sein mögen.
Es erklärt somit auch, warum ein „Volumentraining" im klassischen Sinne, zwar sehr viele, oft bis zu 200 und mehr, Wiederholungen/Einzelreize pro Workout beinhaltet, aber diese nie alle ausreichend intensiv sein können.
Unter dem Strich steht am Ende auf der einen Seite eine Reizüberflutung durch zu viele, nicht ausreichend intensive Wdh, welche enorm an den Erholungskapazitäten des Körpers zehren und auf der anderen Seite steht eine minimale, nicht ausreichende Summe stimulierender Schlüsselreize bzw. letztmöglicher Wdh.

Die Pause darf somit nicht zu kurz, aber vor allem nicht zu lang sein. Eine zu lange Pause führt zu einer starken Minderung des Effekts, weil dann keine „Beinahe-Notsituation" mehr für den Muskel vorliegt und die essenzielle Intensität stark absinken kann. „Leer pumpen" (wie es bei einem zuviel an Volumen generell auch der Fall wäre) statt stimulieren wäre eine mögliche Folge. Eine zu kurze Pause hingegen reicht unter Umständen nicht aus, um einer aufstockenden Belastungsschuld, zum Ende des Satzes hin, Herr zu werden und der Muskel versagt bzw. erstickt schon vor einer möglichen optimal maximalen Reizsetzung.

Die optimale Kombination aus dem richtigen Trainingsgewicht, der Dauer und Anzahl der Wdh, der entsprechenden Technik und dem gewissenhaften Einsetzen der Pausen zwischen den Einzelreizen (Wdh), sind somit der Schlüssel, um die nötige Intensität, für die eigenen Verhältnisse, zu erreichen.

Wie man die optimale Pausenlänge herausfindet?!
Bei Kniebeugen kann man das am einfachsten üben bzw. recht schnell am eigenen Leib erfahren. Wer die Scheibenhantel während der Prozedur die ganze Zeit auf den Schul-

tern lässt, wird bei Erreichen der entsprechenden Gewichtshöhe und Belastungsdauer sehr schnell verstehen, worum und wie es geht. Vor allem wenn man "Rep for Rep" langsam auf die erlösende Wdh-Zahl „20“ hin ankämpft. Der zunehmende Druck auf den Trapez, die immer härter werdenden Kontraktionen in der Muskulatur, die steigende Erschöpfung und die gleichzeitig brennende Motivation, es auf jeden Fall zu schaffen, zwingen den Trainierenden bei solch einem Kraftakt ziemlich schnell und nachhaltig zur Einsicht und Ehrlichkeit zu sich selbst und reduzieren die Pausenlänge meist ganz von selbst auf ein Optimum.

Apropos Einsicht und Ehrlichkeit zu sich selbst :
Ohne ein Mindestmaß dieser beiden positiven Charaktereigenschaften wird es selbst mit dem besten Trainingssystem nichts werden. Wer nicht über die einsichtige Gabe verfügt, mit sich selber hart ins Gericht zu gehen, wer sich nicht auf das Wesentliche, also die anstehende Herausforderung der letztmöglichen Wdh konzentrieren kann und wer nicht seine Energie auf die Behebung seiner Schwachpunkte bündelt und wer vor allem ständig nach Krücken, Ausweichmethoden und Wunderlösungen in Form von Papiertheorien, Wunderpulvern und Mode-Diäten sucht, der wird beim Intensitätstraining nicht weit kommen. „Eisen lügt nicht“.

Also kurz:
Muskeln kontrahieren bei Bewegungen unter wechselnden Spannungszuständen, sie arbeiten also auxotonisch. Sie stehen ständig unter entsprechenden Spannungsverhältnissen. Selbst im Schlaf werden Impulse an die Muskeln gesendet und es existiert zu jeder Zeit, egal ob nun Tag oder Nacht ein messbarer Tonus. Denn der ewige Gegenspieler, die Gravitationskraft der Erde, ist ja nun mal auch stets vorhanden. Übrigens: nur alleine durch den Denkprozess, also durch das bloße gedankliche Durchgehen von Übungen, Bewegungen, Posen, Muskelgefühl usw. werden messbare, wenn auch niedrige Impulse bzw. Spannungen und Reize auf die Muskulatur ausgeübt.
Durch forcierte, progressive und regelmäßig erzeugte hohe Spannungszustände, in Form von intensiven Training, in der optimalen Dosierung und Häufigkeit, können lebensbejahende Anpassungen (Muskeln sind „Leben“ Punkt) bzw. Muskelhypertrophie erzielt werden.
Überreize ich die Balance zwischen An- und Entspannung zu stark, zu lang und oder zu einseitig über ein notwendiges Maß hinaus (Dauerbelastungen waren noch nie der Wunschtraum eines gesunden Körpers, soviel mal vorab zum Thema „Ausdauertraining“) führt dies bei fehlender Toleranz nur dazu, dass der Trainingseffekt minimiert wird oder gar ausbleibt (Akkomodation an einseitige Überlastung, Energie wird hauptsächlich für die erhöhte Regeneration verbraucht usw.) oder dass sogar gegenteilige Reaktionen erfolgen (zu starkes Übertraining, Wachstumsstagnation oder Muskelabbau).

Ca. 90% der hart und regelmäßig trainierenden Studiobesucher befinden sich stets im Übertraining (zu oft, zu viel, zu hart oder zu lange oder alles auf einmal). Nur wenige haben die seltene und selektive Gabe trotzdem weiter zu wachsen. Den Großteil kostet es einfach zu viel Substanz, bei dem doppelt und dreifach nötig gewordenen Aufwand für die Erholung, so dass weder Zeit, noch Bau- und Energiestoffe fürs Wachstum übrig bleiben.

Jeder Mensch hat Muskeln, die auf Belastung reagieren und somit reagiert jeder auf dieselben grundlegenden Gesetzmäßigkeiten von progressivem Widerstandstraining. Jeder hat die Fähigkeiten zur Anpassung mit in die Wiege gelegt bekommen. Wie weit diese reichen kann man nur erfahren, wenn man es auch beherzt versucht. Es kann zwar jeder mit dem dafür nötigem Aufwand und vor allem Geduld, Muskeln aufbauen, wie er es in seinen kühnsten Träumen nicht erwartet hätte, aber es kann nun mal nicht jeder, der hart trainiert, ein erfolgreicher Bühnenathlet oder gar „Mister Olympia“ werden. Man soll ja bekanntlich das Unmögliche versuchen, um das Mögliche möglich zu machen, aber man kann nicht mit für seine Verhältnisse unmöglichen Methoden erwarten, dass sich ein Körper nach Belieben verbiegen lässt. Es gleicht einem Wahnsinn, wenn man immer dasselbe sinnlose macht, aber immer ein anderes wundersames Ergebnis erwartet. Wenn man es nicht einsichtiger Weise auch mal anders versucht, sei es aus Angst vorm Versagen, Sturheit oder Ignoranz vor dem Unbekannten und nur immer wieder einfach blind an der falschen Stelle weiter gräbt, wird man vielleicht nie in den Genuss kommen, den ein energiegeladener und kraftvoller Körper bietet.
Jeder kann Muskeln aufbauen. Dazu muss man sich weder umbringen noch komplett im Studio einziehen. Jeder kann seinen Körper auf eine positive Weise verändern, welche er selber vorher niemals für möglich gehalten hätte.
Jeder, den ich bisher betreut habe und PITT-Force® verstanden hat und der mit Motivation, Spaß und Geduld bei der Sache war, hatte so enorm zugelegt, wie nie zuvor. (Was oftmals zu der voreiligen Aussage verführt: „Ich habe wohl vorher alles falsch gemacht“. Aber das stimmt so nicht. Es gibt beim Training kein „Richtig“ oder „Falsch“, nur eine endlose Reise mit positiven und negativen Erfahrungen und Ergebnissen.)
Viele Wege mögen zwar nach Rom führen, aber es macht keinen Sinn, einen viel zu langen Weg zu wählen, bei dem ein vorzeitiges Aufgeben unausweichlich ist, weil die Geduld eine vorzeitige Grenze zieht. Geduld sollte im Mindestmaß vorhanden sein, wenn man den Weg des Eisens einschlagen will. Ohne Geduld bringen die besten Gene und Methoden nichts. Aber alles hat seine Grenzen und man sollte nicht auch noch die Geduld unnötig überlasten. Das wäre zu schade. Muskelaufbau ist relativ einfach, wenn man weiß wie es geht und den nötigen Willen hat. Aber es sich unnötig nur schwerer machen als es schon ist, macht einfach keinen Sinn, selbst wenn selbstzerstörerische Verhaltensweisen beim Ausleben des Männlichkeitswahns im Gym oftmals an der

Tagesordnung sind. Mit einer kleinen lohnenden Pause, ein paar Hintergrundinfos über sportbiologische und physiologische Fakten, etwas mehr Konzentration, einer großen Portion Mut und Entschlossenheit und vor allem mit einer kleinen Priese gesundem Menschenverstand, ist es für jeden erreichbar, seine bisherigen Grenzen zu überwinden, bisher brachliegendes Wachstumspotenzial zu wecken und das für eigene Verhältnisse Erreichbare endlich in stählernen Formen zum Ausdruck zu bringen.

2. Variation der Intensitätstechniken

Der Segen der Belastung, welcher menschliches Gewebe ausgesetzt ist, ist auf der einen Seite die Anpassung. Also die positive Veränderung als überschießende Gegenreaktion des Körpers. Und ob der Reiz/Stressor/Auslöser nun Hitze, Sonnenstrahlen, Arbeit, Kälte, Widerstandstraining, Ausdauertraining usw. ist – auf jede Form einer auslösenden Ursache kommt es zu einer Wirkung durch die entsprechenden Schutz- und Anpassungsmechanismen des Körpers. Der Fluch auf der anderen Seite ist jedoch, vor allem bei dem Thema dieses Buches, ebenfalls die Anpassung, bzw. dass sich ein Muskel so weit angepasst hat, dass evtl. nichts weiteres passiert. Oder gar, wenn ein Auslöser (Reiz), an den sich erfolgreich angepasst wurde, zu lange in gleicher Stärke anhält und nicht weiter kompensiert werden kann, eine gegenteilige Reaktion durch die ermüdende Wirkung auf die Anpassungstoleranz des Gewebes hat. Training ist für unseren Körper nichts anderes als Stress. Und Stress kann positiver oder negativer Natur sein. Ermüdung tritt, durch den Faktor Zeit, letztendlich immer ein, egal wie effektiv oder wie akribisch geplant die Umstände sind, denen wir uns aussetzen. Ob man nun tanzt, in der Sonne badet, laute Musik hört, mit Gewichten trainiert usw., aus jedem positiven Reiz wird bei zu langer Einwirkung auf den Organismus am Ende nur negativer ermüdender Stress. Dies ist ganz natürlich und hat seine biologischen Gründe bzw. dient dem Körper als Schutz vor Überlastung durch Dauerstress.

Im Gegensatz zu physikalischen und mathematischen Gesetzmäßigkeiten bei toten Gegenständen, können im menschlichen Körper bei einer auslösenden Ursache drei verschiedene Wirkungen, in jeweils unterschiedlicher Dauer und Stärke erfolgen:

- eine positive Reaktion (z.B. Wachstum)
- eine negative Reaktion (z.B. Abbau)
- keine Reaktion (z.B. Stillstand)

Wie lange und wie heftig ein Individuum auf eine Form eines Trainingsprogramms mit Muskelwachstum reagiert, kann sehr unterschiedlich ausfallen und ist nur bedingt messbar. Fakt ist, dass jede Belastung im Training irgendwann für den Körper keinen

weiteren schwerwiegenden Grund für weitere Anpassungen darstellt und somit variiert werden muss.
Es kann im Extremfall sogar geschehen, dass eine bisher sehr erfolgreiche Kombination von Übungen, Trainingstagen, Gewichten usw. welche gewissenhaft und intensiv ausgeführt wurde, auf Dauer dazu führt, dass Hypertrophie nicht nur ausbleibt, sondern gar rückläufig wird (Abbau von Gewebe, auch Muskelatrophie genannt), ohne dass andere Parameter (Erholung, Ernährung usw.) scheinbar großartig verändert wurden.
Dauerstress und Monotonie sind zwei Zustände, welche der menschlichen Natur und der besonderen Fähigkeit zur Entwicklung und Wachstum aufs Ärgste wiederstreben. Ihre Vermeidung sollte zu den obersten Prioritäten eines jeden Trainierenden und eines jeden Menschen, der ein Höchstmaß an Lebensqualität erreichen will, gehören. Dies alleine schon aus gesundheitlichen Gründen, denn je stärker das Verhältnis kippt, je mehr wir weiter mit der gleichen Vorgehensweise mit dem Kopf gegen die scheinbar immer dicker werdende Wand rennen, desto heftiger werden auf Dauer die negativen Reaktionen ausfallen. So etwas kann sich anfänglich z.B. mit mangelnder Motivation, Antriebslosigkeit und Schlafstörungen bemerkbar machen und sich zu Appetitlosigkeit, chronischem Muskelkater, erhöhter Reizbarkeit, Infektanfälligkeit usw. steigern und dann mit Gewichtsabnahme, plötzlichem Leistungsabfall und starker Verletzungsanfälligkeit ein dauerhaftes Aufgeben einleiten.

Apropos Infektanfälligkeit:
Wenn die ganze Geschichte schon so weit und so lange getrieben wurde, dass z.B. ein chronischer Schnupfen und/oder häufige Erkältungen, ein ständiger Begleiter sind, dann hat das Immunsystem schon arg gelitten.
Das Immunsystem ist nämlich mit verantwortlich für sämtliche wichtigen Prozesse im menschlichen Körper, die auch für einen Trainierenden von großer Bedeutung sind. Auch und vor allem für das Muskelwachstum. Mehr als höchstens ein bis zwei leichte Erkältungen im Jahr sollten einfach nicht vorkommen, sonst hat man als „Sportler" scheinbar etwas falsch verstanden, wenn es um Themen wie vernunftsorientiertes Training (also eben Aufbau und nicht Abbau), Lebensqualität und Gesundheit geht.

Der Verstand, nicht der Körper, sollte immer als erstes zur Einsicht zwingen. Gerade sehr junge und hoch motivierte Trainierende neigen dazu sich chronisch zu überfordern. Anfänglich sind die Gewichtsbelastungen und Intensitäten ja nicht so hoch. Es fehlt einfach die Kraft, als dass es auf Dauer, außer vielleicht mal einem starken Muskelkater, zu großen Einbrüchen kommt und es scheint manchmal, dass ein junger Mann, der noch im vollen Saft und Kraft steht, beinahe alles kompensieren kann. Aber gerade weiter Fortgeschrittene und vor allem der Versuch, es den Idolen und Besten 365 Tage im Jahr gleich tun zu wollen (wenn so mancher wüsste, wie oft bzw. selten

sein Vorbild wirklich im Laufe eines Trainingsjahres in die vollen Tasten haut...), endet entweder in vorzeitiger Aufgabe des großen Traums oder man reiht sich, wenn es dann einigermaßen durch ein paar Bonuspunkte beim Spiel der Selektion erfolgreich überstanden wurde, in die Plätze derer ein, welche bereits Jahre, mehr oder weniger erfolgreich, denselben zehrenden Kampf bestreiten und Tag ein, Tag aus die Arena (Studio) mit ihren von "Kampf und Schlacht" gezeichneten Körpern und vor allem „freudigen“ Gesichtsausdruck, heimsuchen. Die einmal angefangene Mission muss ja schließlich weiterhin, glorreich und leidend zugleich, wie es sich für einen schmerzverneinenden Indianer gehört, bis zum bitteren Ende fortgeführt werden.
Letztendlich sind wir nun mal alle kleine „Machos“, sonst wären wir nicht am Eisen gelandet. Das ist übrigens, mal so ganz nebenbei, auch gar nichts schlimmes, selbst wenn es sich jetzt etwas negativ anzuhören scheint. Es gehört mit zur Natur eines jeden Menschen bzw. es ist nun mal ein biologisch verankertes Programm und bis zu einem gewissen Grad ganz normal. Die Natur hat sich dabei schon etwas gedacht. Und wenn es auf der einen Seite Menschen gibt, welche, wenn sie einen kleinen weißen Ball mit Hilfe eines verlängerten Phallus-Symbols in einem engen Loch im englischen Rasen versenkt haben, danach umher laufen, als hätten sie den Nobelpreis gewonnen, dann ist es mehr als in Ordnung, wenn auf der anderen Seite auch beim Eisentraining ab und an eine gehörige Portion Show mit einbezogen wird.

Seien Sie also stolz auf das, was Sie tun und lassen Sie sich ruhig etwas „feiern“ und haben Sie vor allem Spaß dabei. Dass Sie mit Eisen trainieren ist etwas ganz Fantastisches und zugleich sehr Intelligentes, also freuen Sie sich darüber und genießen Sie ihr Training mit all seinen Auswüchsen. Oder wie sagte Georg Christoph Lichtenberg schon so schön: „Manche Menschen meinen, alles wäre vernünftig, was man mit einem ernsten Gesichtsausdruck tut“.

„Optimierte Spitzenernährung“ scheint bei Misserfolg dann oft die erste Ausweichmethode, es noch auf anderem Wege zu versuchen. „Diät“ macht nun auf einmal, obwohl dies nun mal größtenteils **nur** für BB-Wettkampfathleten in der Vorbereitung eine extrem gewichtige Rolle spielt, das neue Hauptaugenmerk in der täglichen Planung des Erfolgs aus und man findet heutzutage schnell eine Menge Gleichgesinnte. Mit denen kann man, wie in einem Hausfrauen-Kochkurs, fleißig Ideen, Konzepte, Diätprogramme und Rezepte austauschen. Zudem gibt es ja auch genug „hochwertige“ Literatur diverser Erfolgsmenschen, welche perfekte Strategien für den Körperfettanteil (KFA) der eigenen Wahl im Selbstbaukonzept anbieten (am besten unter eisenharte 10%, dann entspricht man dem forcierten Schönheitsideal fast sämtlicher Sparten und fühlt sich so richtig schön schlapp und lustlos für so ziemlich alles. Sorry, aber das erste was man bei einer Diät verliert, ist die gute Laune und ein KFA von weit unter 10% hat nur in den seltensten Fällen was mit dem Wort „Gesund“ zu tun) und welche

automatisch auf die individuelle stoffwechseleigene Situation eines jeden Lesers perfekt zugeschnitten scheinen.
Ohne zu hungern oder großartig zu verzichten, dass ist ja wohl klar...
Somit hat man nach dem Prinzip Hoffnung neue Geheimnisse für den eigenen Wunschbody gefunden und zudem ergibt sich eine weitere Möglichkeit, auf sich aufmerksam zu machen (wer in unserer Gesellschaft erfolgreich diätet oder nur entschlossen damit anfängt, ist in egal welcher Branche, bei jedem Kaffeeklatsch ein gefeierter Held und gefragter Erzähler) und man hat zugleich die beruhigende Option, wenn es trotz utopischer und modernster Ernährungsphilosophien doch nicht klappt, ein Versagen auf den neu gefundenen Sündenbock Ernährung schieben zu können.
Denn wer eine Diät nicht durchhält, steht auf keinen Fall in der Welt alleine da und wird immer recht schnell auf Verständnis und Trost hoffen können.

Immer noch besser, angenehmer und akzeptierter, als sich mangelnden Einsatz im Training einzugestehen oder nicht zugeben zu wollen, dass einem die Motivation und/oder einfach der Mut für die nötige letzte Wiederholung fehlt.
Die Huhn-Ei Frage beginnt aber nun mal leider immer beim Training. Und daran wird sich nie etwas ändern, egal wie oft und von sich überzeugt der ein oder andere Vertreter aus der Welt der Erfolgreichen, die Geheimnisse und rituellen Praktiken der Star-Diäten über den Marktplatz schreit. Zuerst kommt der Reiz, dann der evtl. Mehrbedarf an Nährstoffen.
Muskeln kann man sich nun mal leider nicht einfach so „anessen“ oder gar „herbeidiäten“.

„Muskeln kann man sich nur antrainieren, Punkt.“

Ein guter Indikator für einen deutlich erhöhten Bedarf ist gestiegener Appetit. Ein „tierischer Hunger“, der bei erfolgreicher Umsetzung der PITT-Force® Prinzipien eher die Regel als die Ausnahme ist und der zeigt, dass endlich der Schalter auf Wachstum umgelegt wurde. Der Körper meldet sich schon, da kann man sicher von aus gehen. Und Heißhunger, und dies ist in der Praxis vor allem in Verbindung mit den beiden produktivsten Übungen, der Kniebeuge und dem Kreuzheben, sehr häufig der Fall, ist die erste grüne Ampel für ein notwendiges Mehr an hochwertigen Nährstoffen.
Aber ohne ausreichenden Reiz bringt die beste Ernährung nichts. Wenn man sich mit frustrierten Trainierenden unterhält, die ihren Fokus, statt auf einen Trainingsreiz, auf sinnlose „Fress-Exzesse“ , welche meist nur schön fett machen oder utopische Diät-Versuche, bei denen zwei Richtungen gleich stark eingeschlagen werden sollen (Muskelaufbau und Fettreduktion zugleich, also der ewige Traum: „aus Fett werde Muskel“...), gelegt haben, ist es oft sehr schwer, ihnen die Wichtigkeit einer objektiven und kritischen Analyse ihres Trainings nahe zu legen. Es ist halt schwer vorstellbar,

dass man den Schalter nicht mehr so oft trifft, obwohl man sich doch schon sehr anstrengt.

Dies ist jetzt bitte nicht ganz falsch zu verstehen.
Eine zielgerechte, naturbelassene und bewusste Ernährung ist sicher nichts verkehrtes. Mit Chips und Gummibärchen alleine klappt das einfach nicht.
Man sollte sich jedoch an erster Stelle aus Einsicht und tiefer Überzeugung gesund ernähren. Der optische Effekt stellt sich dann wesentlich eher ein.
Der biologische Prozess der Muskel-Hypertrophie, also der Neuerschaffung lebenden Gewebes, verlangt eine Menge Energie in Form von guten Kalorien und benötigt zudem reichlich Aufbaustoffe (z.B. Eiweiß). Also ist der Gedanke, das Nützliche mit dem Angestrebten zu kombinieren, eine gute Sache. Aber über Sinn und vor allem Unsinn der diversen Ernährungsphilosophien kann man noch mal ein viel größeres Buch schreiben. Für Wettkampfathleten, also für ca. 1% der Trainierenden überhaupt, entscheidet dieses Thema in einer Wettkampf-Vorbereitung und natürlich am Wettkampftag selbst mit über Sieg oder Niederlage.
Die eigentlichen Hausaufgaben für den großen Tag werden jedoch unterhalb des Jahres gemacht. Zum Wettkampf hin selbst gilt es nun "nur" noch, das Ei möglichst fett- und wasserfrei über die Linie zu bringen. Dies erfordert in Bezug auf die Ernährung, zusätzlich zum mörderischen Training, u.a. sehr große organisatorische Fähigkeiten (planen, kochen, vorbereiten und einhalten spezieller Mahlzeiten) und nochmals eine wesentlich härtere Stufe willentlicher Anforderungen (wer hat schon gerne ständig Hunger und soll dabei auch noch alles geben...), die sich ein Außenstehender, nicht einmal zu einem Millionstel von einem Bruchteil auch nur annähernd vorstellen kann. Was es an Aufwand bedarf, um auf den Tag X genau in Topform auf einer Wettkampfbühne zu stehen..., dagegen sind alle anderen körperlichen Betätigungsformen und Sportarten oftmals nur ein Picknick. Die Menge an mentaler und körperlicher Energie, welche für eine Wettkampfvorbereitung im Bodybuilding nötig ist, sprengt einfach jedes normale Vorstellungsvermögen.

Aber zurück zum heiligen Eisen und der Notwendigkeit von Variation als Grundelement für weitere Zuwächse aktiver Körpermasse. Das starre Vorgehen einiger Trainierender, welche bewusste Variation nicht als effektives Werkzeug für weitere Steigerungen ansehen und lieber an Altbewährtem bzw. dem gleichen Programm, Jahr für Jahr, festhalten, erinnert oft an folgende Geschichte:

Ein Esel hatte schwere Steine geladen und auf dem Weg zu seinem Zielort kam er an einen Fluss, dessen Brücke eingestürzt war. Der Esel dachte sich, er würde versuchen, einfach durch den Fluss zu schwimmen, um das andere Ufer zu erreichen. Zu seiner Verwunderung stellte er fest, dass seine Last im Wasser immer leichter wurde und er

sich somit kaum beim Schwimmen verausgaben musste. Er erreichte glücklich das andere Ufer und konnte seinen Weg fortsetzen. Am nächsten Tag hatte er Schwämme geladen und sollte diese zum selben Zielort wie am Tag zuvor transportieren. Da ihm die Sache mit den Steinen und dem Fluss noch in guter Erinnerung war, machte er sich ohne zu Zögern auf die Reise und stürzte sich freudig an gleicher Stelle in die Fluten mit der Gewissheit, dass es auch diesmal recht einfach würde.
Doch die Schwämme saugten sich nach und nach voll mit dem Wasser des Flusses und wurden immer schwerer und noch ehe der verdutzte Esel registrieren konnte, was geschehen war, zogen ihn die Schwämme auf den Grund des Flusses und er ertrank jämmerlich.

Methode A brachte uns zu Punkt A, Programm A brachte uns zu Leistungsstand A, aber es wird immer schwieriger und auf Dauer unwahrscheinlicher, dass wir auch mit Methode A bzw. mit demselben Vorgehen, Zielort B oder gar C erreichen.
Ein automatischer Wechsel bzw. Rhythmus, den man mit etwas Geschick selber steuern kann, von etwas leichteren und schweren Trainingseinheiten, findet eigentlich immer statt. Und es ist in der Praxis eine begrüßenswerte und recht bekannte bzw. akzeptierte Praxis, dass, wenn auf eine Phase schweren Trainings eine leichte Phase folgt, sich die Fortschritte abermals steigern. Vergleichbar mit einem verzögerten Effekt, einem Nachrollen einer schweren Kugel.

Dies kann unbewusst geschehen, z.B. in Zeiten wo man nicht so hart und/oder oft trainieren kann (Umzug, Urlaub, ungewollte Erkältung, Lernen für eine Prüfungsarbeit, Stress mit dem Lebensabschnittspartner usw.) oder durch die Wahl eines neuen Programms und den damit automatisch verbundenen neuen Gewichten (wenn ständig ein und dasselbe Trainingsgewicht über längere Zeiträume genutzt wird, stellt es für den Muskel, obwohl es scheinbar immer mit gleicher Härte attackiert wird, nicht automatisch immer den gleichen Reiz dar. Vorgänge der Anpassung, Koordinationsverbesserungen und Gewöhnung, sorgen für unterschiedliche Wirkungen und Spannungszustände bei scheinbar gleichen äußeren Einflüssen).
Die Variation wird aber auch oft in der Praxis systematisch vollzogen. Teilweise effektiv, aber auch teilweise sehr ineffektiv, in Bezug auf die angestrebte Zielsetzung. Und leider viel zu oft in dem Glauben, dass Richtige dabei zu tun.

So laufen Heerscharen von Trainierenden ins Studio, jeder seinen eigenen Wunderplan in der Hand, der unter angeblich hochwissenschaftlichen Gesichtspunkten die tollsten und vor allem schnellsten Erfolge verspricht. Einem mystischen Orakel ähnelnd, werden physiologische Fehlinterpretationen mit angeblich studienerprobten Erkenntnissen und magischen Zahlenkombinationen gekreuzt, die scheinbar den einen, in den Muskeln aller Anwender zugleich verborgenen universellen Code, knacken sollen.

Viele dieser Theorien, Wunschtabellen und Programme sind teilweise aus den gängigen Quellen der Sportwissenschaftsliteratur für Leistungssportler diverser Bereiche, deren primäres Ziel die Leistungssteigerung in ihrer Disziplin und eben nicht die unbedingte Erhöhung der eigenen Muskelmasse ist und aus fragwürdigen Studien, fern jeglicher Realität und Praxis, hervorgegangen.
Studien, die in Bezug auf Hypertrophie niemals, aufgrund der Komplexität des Themas, unter Laborbedingungen möglich waren und es auch nie sein können.

Aber vor allem:
An wem wurden solch gut gemeinten Experimente eigentlich vollzogen? An Bobfahrern? Skispringern? Handballern? Reha-Patienten? Blutigen Anfängern oder Leistungstrainierenden? „Mäusebeinen, Froschschenkeln oder Hühnerflügeln?“
Mit Sicherheit wurden keine BB-Hochleistungsathleten über einen entsprechend langen Zeitraum untersucht. Wo soll man diese in genügender Zahl auch hernehmen? Selbst in einem Fitness-Studio, wo die Bildung von fettfreier Muskelmagermasse eigentlich die Hauptrolle spielen sollte, ist es in der Praxis kaum möglich, dass zwar zahlungs- ,aber größtenteils trainingsunwillige Volk, von den paar wenigen, wirklich leidenschaftlichen und talentierten Besuchern auszusortieren; meistens nicht einmal optisch. Jeder dort meint zwar, irgendwie oder irgendwas zu wollen, aber bei der Mehrheit der Konsumenten haben Umfeld, Erziehung und Medien schon im Vorfeld für ausreichend lähmende Vorarbeit gesorgt, wenn es darum geht, den Mut fassen zu wollen, einen Traum nicht nur träumen zu dürfen, sondern ihn gar in Form von passioniertem und schweißgebadeten Training wahr werden zu lassen.
Das ist eine traurige Tatsache, denn **jeder** Mensch ist begeisterungsfähig.
Aber das Wort "Begeisterung" hat, gerade in den neuen "modernen" Fitness-Studios und deren Ketten, einen genauso hohen Stellenwert, wie die Wörter "effizientes Training" und "gewissenhafte Betreuung". Meistens nämlich gar keinen.

Training in der Hypertrophie-Zone ist keine Rechenaufgabe. Es ist kein "Malen nach Zahlen". Es spielen hierbei so viele individuell unterschiedliche Faktoren eine Rolle und einer der wesentlichsten ist, vor allem, wenn es um die letzte und/oder letztmögliche Wdh eines Satzes geht:
Der Wille, die eigene Motivation. Und die kann man sich nicht herbeiwünschen oder kaufen und schon gar nicht messen oder ausrechnen.
Wie will man nun eine Studie unter Beachtung der willentlichen Fähigkeiten machen? Und dies mit völlig unterschiedlich motivierten Menschen (vom wesentlichen Faktor Genetik mal ganz abgesehen. In dem Punkt scheitern nämlich die meisten Studien und sportwissenschaftlichen Ansätze)?

Training ist eine Kunstform, keine Mathematik oder ein physikalisches Experiment. Es ist eine **hohe Kunst**, seinen Muskel zu erreichen und ihn nach seinem Willen zu formen. Hypertrophie-Training fängt da an, wo reines Krafttraining aufhört. Jedes Training ist eine Herausforderung, die Hypertrophie-Zone zu erreichen, Zahlen und Formeln sind dabei auf gar keinen Fall eine Eintrittskarte oder ein Garantieschein. Eine nette Hilfe vielleicht. Eine grobe Orientierung. Aber ein intensiver Satz nahe der eigenen Grenzen ist mehr als nur die Summe seiner Teile. Und nicht jeder Satz trifft ins Schwarze, das ist jedes mal eine Kunst für sich. Bei jedem Training, jedem Satz und jeder einzelnen Kontraktion. Die Qualität der Ausführung steht vor der Quantität der Wdh im Satz.
Es geht um die Kräfte, die der Muskel selbst aufbringen und entwickeln muss, um diese Herausforderung zu meistern. Nur bedingt hilft hierbei die nach außen wirkende, messbare Kraft in Kilogramm, die der Muskel bei einer Übung leisten kann. Ein Trainingsgewicht ist nur Mittel zum Zweck, ein Werkzeug für das Projekt, eine Art Wegweiser, dem man aber leider nur bedingt Glauben schenken kann. Das eigentliche Ziel ist weit mehr als das. Wenn zwei Personen ein und dieselbe Last gleich oft bewältigen, sagt das noch lange nichts darüber aus, wie viel Kraft, Aufwand, Energie usw. die jeweiligen Muskeln der beiden entwickeln mussten. Das verwendete Gewicht wiegt immer und überall auf diesem Planeten dasselbe. Die Zahl 6 und das Gewicht 100kg z.B. bleiben auch immer die Zahl 6 und das gleiche Gewicht. In Bezug auf die Zahlentabellen für jeden ist das zwar ein für den Laien scheinbar logisches Vorgehen, aber es bleibt nach dem Prinzip Hoffnung ein verzweifelter Akt. Die Kraft, die innerlich aufgebracht werden muss und die bei jedem Trainierenden unterschiedlich ist, spielt die entscheidende Rolle. Und die kann man nur schwer messen. Die Zahl 6 ist je nach Spannungshöhe, Technik, Übung, Leistungsstand, Faserzusammensetzung, Hebelverhältnissen usw. von Mal zu Mal, von Trainierendem zu Trainierendem für den jeweiligen Muskel immer eine andere Situation.

Oder mal so:
Jemand der darauf aus ist, stark in einer Übung mit z.B. 100 kg Trainingsgewicht zu sein, wird so trainieren, dass er eine gewisse Anzahl von Wdh auf möglichst ökonomische Weise schafft. Bei PITT-Force® ist jedoch der Weg das Ziel und das Gewicht sollte wie ein Werkzeug benutzt werden, mit dem man versucht, den Muskel optimal zu reizen, es ihm schwer zu machen und nicht leichter, um bloß einfach mehr Wiederholungen zu schaffen. Die Qualität der Wiederholung, die verwendete Technik und die Intensität der Kontraktion sind entscheidend und erst an zweiter Stelle steht die erbrachte Leistung in Gewicht und Wdh. Gewichtssteigerungen sind ein willkommenes und nötiges Nebenprodukt, mehr nicht. 1+1 sind zwar in der Mathematik 2, aber 1 Wdh und 1 Wdh sind noch lange nicht zwei gleichstarke und/oder auslösende Reize.

Die meisten Pläne, die unter so hochwissenschaftlichen Gesichtspunkten auf die trainierende Welt losgelassen wurden, gleichem einem russischen Roulette- Spiel. Nur mit dem einen Unterschied, dass diesmal fünf statt nur einer Kugel im Lauf sind, auf deren stählerne Hülle jedes mal das Wort "Übertraining" warnend eingeritzt wurde.

Zum reinen Lotterie- bzw. Glücksspiel wird die Sache jedoch dann, wenn ein Trainingsplan, welcher von einem erfolgreichen Vertreter der Bodybuilding-Welt (also einem „genetischen Überflieger“) stammt, einfach mal eben blind kopiert und übernommen wird.
Mal vom Thema Talent ganz abgesehen, kann sich ein begeisterter Trainierender sicher Anregungen und brauchbare Ansätze von jemand äußerst erfolgreichen abschauen und eventuell einigermaßen sinnvoll umbauen, aber sie gedankenlos auf die eigenen Verhältnisse umzumünzen, wäre in diesem Fall das Gleiche, als wenn ein ungelernter Bildhauer die Techniken und Arbeitsweisen eines großen Künstlers einfach auf seine Fertigkeiten und seinen zu bearbeitenden Felsblock anwenden würde, von der Hoffnung beseelt, die gleiche Skulptur, das selbe grosse Kunstwerk, auf Anhieb erschaffen zu wollen. Ein BB erschafft seinen bühnenreifen Körper durch seinen Willen und nicht nur durch bloße Zahlen und Formeln. So mancher Wettkampfathlet ist ein "Jedi-Master" der Geist-Muskel-Verbindung. Auf dieser Ebene, wenn die Kunst als Leistungssport gelebt wird, sind keine großen bzw. meist gar keine Stützräder mehr notwendig. Nach dem "**KISS**-Prinzip" (**K**eep **I**t **S**imple + **S**tupid) haben sie ihren Rhythmus in der Trainingsplanung gefunden und wissen „instinktiv“ was sie tun müssen.

Das ist jetzt nicht falsch zu verstehen. Zahlen, Notizen und messbare Ergebnisse beim Training schriftlich festzuhalten, ist eine gute Sache.
Ein gut geführtes Trainingstagebuch, in Verbindung mit einem ausgeklügelten und auf die eigenen Verhältnisse zugeschnittenen Programm, ist eine sehr wichtige Hilfe. Gerade die frühen Jahre, wenn Versuch und Irrtum dabei helfen sollen, die ersten Schritte im Gewichtstraining zu machen, ist eine gute „Buchführung“ über die erbrachten Trainingseinheiten äußerst wichtig und sollte in der Trainingspraxis eine unentbehrliche Rolle spielen. Ein übersichtliches Trainingstagebuch und ein guter Trainingspartner sind eine der wenigen echten Hilfen beim langen Ritt durch die Eisenlandschaft. Aber je länger man in Jahren trainiert, umso mehr wird es nötig, die Krücken in die Ecke zu werfen, um seinen eigenen Weg im großen Dschungel aus Eisen, Erfolg, Frust, Schmerzen und Wachstum zu erforschen. Muskelaufbau ist ein langer Marsch und erfordert ein Mindestmaß an Geduld. Und Geduld findet eine gute Unterstützung, wenn man lernt zu wissen, welchen Weg man für sich selber gehen muss. Eigene Erfahrungen sind hierbei sprichwörtlich Gold wert.

Die Zone, in der optimale Reize gesetzt werden können, ist ein schmaler Grad, welcher von Trainingsjahr zu Jahr enger wird und wer keine Zeit zu verlieren hat, sollte weder einfach die Pläne von Profis blind kopieren und übereifrig für ein paar Wochen nachtrainieren (länger hält der Rausch zum Glück meist eh nicht an und schmerzende Muskeln und entzündete Gelenke zwingen so manchen schnell zur Einsicht), noch sollten Energie und Zeit auf Programme zur Variation vergeudet werden, die angeblich zentnerschweren Muskelzuwachs nach wenigen Wochen versprechen und sich mit Satz- und Wiederholungsanleitungen aus dem Taschenrechner, zu angeblichen ultimativen Erfolgskombination verbündet haben. Die richtige Intensität ist entscheidend und liegt in einem relativ schmalen Bereich. Einfach nur wahllos Wiederholungszahlen und die Gewichtshöhe zu variieren, macht nicht viel Sinn. Ein zu hohes Gewicht erschöpft den Muskel durch zu kurze Dauer und zu wenig Einzelreize nicht ausreichend, ist aber zugleich eine große Belastung für das ZNS. Ein zu leichtes Gewicht hingegen verbessert eventuell ein bisschen die Ermüdungswiderstandsfähigkeit (Kraftausdauer), aber ansonsten ist die Spannungshöhe meist zu gering, um auf Dauer weiteren Zuwachs anzuregen. Der Organismus Muskelzelle, der ständig anabolen und katabolen Prozessen unterworfen ist, muss in seiner Balance signifikant gestört werden, damit ein Grund zur Superkompensation vorliegt.

PITT-Force® verschwendet keine Zeit und Energie und bleibt das ganze Jahr über immer im Bereich der Hypertrophie-Zone bzw. der entsprechenden Intensität. Variationen werden folgendermaßen angegangen:

Einfache Variation

Einfache Variation durch:

a) Ergänzung
b) Austausch
c) Modifikation
d) Rotation

a) Ergänzung

An jede Belastung gewöhnt sich ein Muskel irgendwann und wenn das entsprechende Level erreicht ist, kann man noch weitere Übungen pro Muskel dazu nehmen, vor allem wenn ein Split-Programm praktiziert wird und/oder die Absicht besteht, einen BB-Wettkampf bestreiten zu wollen, bei dem es nötig ist, dass jeder Muskel möglichst aus vielen Winkeln trainiert wurde, damit sein volles Potenzial an Form und Entwicklung zum Vorschein kommen kann. Ein einziger Satz wird, egal wie hart und effektiv er absolviert wird, auf Dauer den Muskel nicht mehr aus der Trägheit bringen. Statt einen

weiteren Satz pro Übung zu machen, empfiehlt es sich aber eher weitere Übungen und die damit verbundene Anzahl an Sätzen zu erhöhen.
Trotzdem wird auch hier geraten, das Gesamtmaximum an Übungen bzw. Sätzen pro Muskel (1 bis 3) und Gesamtsätzen pro Workout (5) nicht zu überschreiten. Qualität steht immer vor Quantität. Auch wenn ein Muskel einer Muskelgruppe mit einer Übung nicht optimal erreicht wird, kann noch eine weitere Übung hinzugenommen werden. So kann z.B., falls mit Schrägbankdrücken nur größtenteils die vordere Schulter und der Trizeps belastet wurden, noch die Übung "Flieger" hinzugenommen werden (Isolationsübung für die Brustmuskulatur).
Bevor ergänzt wird, sollte jedoch zunächst die Technik der bisherigen Grundübungen akribisch auf eine absolut korrekte Ausführung hin überprüft werden. In den meisten Fällen liegt einfach eine unproduktive Bewegungsausführung vor. Die Ergänzung kann auch, damit sich der Körper nach und nach auf das Mehr an Stress einstellen kann, zunächst nur bei z.B. jedem zweiten Training stattfinden. So findet ein natürlicher positiver Wechsel zwischen etwas schwereren und leichteren Tagen statt.

b) Austausch

Auch ein Austausch von Übungen bedeutet für das ZNS und für den Muskel eine Menge neuer Impulse. So kann eine Grundübung, in der man evtl. schon seit längerer Zeit stagniert mit einer gleichwertigen Übung ab und an ausgewechselt werden, um das Spiel wieder voran zu treiben. Statt Rudern vorgebeugt, wird dann z.B. T-Bar Rudern für die nächsten Wochen/Monate praktiziert. Eine neue Übung stellt zudem die ersten Trainingseinheiten nicht so eine extreme Belastung für die Bindegewebsstrukturen dar, weil erst einmal das Kraftdefizit durch koordinative Gewinne ausgeglichen wird, so dass erst bei Erreichen des optimalen Trainingsgewichts die stärksten und produktivsten Reize gesetzt werden. Zuvor fand quasi eine aktive Erholung statt (also eine natürliche Version der Periodisierung, die automatisch immer bei Neuaufnahme von Übungen/Programmen stattfindet).

c) Modifikation

Eine Übung kann, um weitere Reize zu erzielen, auf die eigenen Verhältnisse hin verändert/angepasst werden, so dass die scheinbar gleiche Bewegung eine andere Belastung darstellt. So kann z.B. statt Seitheben im Stehen eine Variante gewählt werden, bei der ein Trainierender auf einer leicht geneigten Schrägbank liegt/anlehnt und vom Oberschenkel aus startet, um die Kurzhantel anzuheben. Dies ist vor allem ratsam, wenn, wie im obigen Beispiel, ein günstigerer Arbeitswinkel bzw. optimalere Hebelverhältnisse dabei heraus kommen, welche den Muskel gezielter erreichen bzw. wenn die Schulter durch die reguläre Ausführung bisher nicht optimal stimuliert wurde und nur der Trapez die Übung meisterte. Oder es wird z.B. die Übung Frontdrücken, statt wie bisher frei, an einer Multipresse ausgeführt oder in einem Powerrack absolviert und das in einer Version, die es ermöglicht, mit der positiven Phase der Bewegung zu starten.

Ein Muskel wächst von dem, was er hebt und nicht von dem, was er problemlos halten oder absenken kann. Das wird oft vergessen und noch viel öfter verdreht dargestellt. Bewährte Übungen können mit der Zeit, falls durchführbar und möglich so modifiziert werden, dass die positive Phase (konzentrische Phase) am Anfang steht. Der illusionäre Vorteil des Vordehnungsreflexes wird so auf ein Optimum reduziert. Dies kann man sich übrigens an der ungeschlagenen Übung für den Masseaufbau in Rücken, hinteren Oberschenkeln, Gesamtkörpermasse allgemein usw., dem Kreuzheben, gut vor Augen führen.

Vor allem im Powerlifting-Stil ausgeführt (die Hantel wird nach vollendeter Kontraktion/Hebung quasi auf den Boden "zurückgeworfen"), hat diese Übung schon ganze Tonnen an Muskelfleisch auf so manche Rückansicht gepackt und ein im Kreuzheben routinierter und starker Athlet lässt so manchen Teilnehmer auf der Bühne, der seine rückseitige Muskulatur mit endloser Pumperei an Lat-Türmchen und Bein-Po-Maschinen entwickelt hat, ziemlich mager in Vergleichsposen von hinten aussehen.

Aber mehr zu den Vorzügen der konzentrischen Phase durch gar reine positive Wdh später, bei der Intensitätsvariante "PITT-Pure".

Auch eine veränderte Griffweite bei Druck- und/oder Zugübungen wie z.B. Dips, Klimmzüge, Langhantelcurls usw. und/oder eine weitere/engere Standweite bei z.B. Kniebeugen, Kreuzheben, Beinpressen usw. stellen weitere Optionen einer sinnvollen Variation dar.

Eine der meiner Meinung nach besten Methoden, um eine Übung produktiver zu gestalten, ist das Training mit **Ketten**. Hierbei verwendet man schwere lange Ketten, welche an der Langhantel/Kurzhantel/dem Trainingsgerät festgemacht werden und im Laufe der Bewegung die Spannung erhöhen. Die Phase in der Belastungskurve der Bewegung, in welcher der Muskel größere Spannung aufbringen muss, wird quasi in die Länge gezogen und nach hinten vergrößert. Der Muskel wird über einen größeren Radius der Kontraktion dazu gezwungen, größere Kräfte als bisher aufzubringen. Die Möglichkeiten sind gigantisch und die Vorteile vielfältig. Das Training mit Ketten lässt sich an Langhanteln, Kurzhanteln, Maschinen, Türmen usw. leicht mit einbauen. So kann ganz einfach aus ein und derselben Übung eine veränderte Kraftkurve und eine damit verbundene leicht erschwerte Variante einer Übung herauskommen.

d) Rotation

Rotation ist eine der effektivsten Methoden, vor allem für Fortgeschrittene, um lohnende Abwechslung zu schaffen. Gerade bei den Split-Programmen auf Leistungsniveau

stellt es die Option dar, um neue Reize und eine komplettere Entwicklung durch ein Mehr und Wechsel von geeigneten Übungen zu schaffen und dabei gleichzeitig zu gewährleisten, das Gesamtvolumen möglichst gering zu halten.
Am Beispiel eines Rückentrainingstages nach dem Push-/Pull-Split lässt sich dies gut darstellen. Angenommen, ein Athlet benötigt seiner Überzeugung nach sechs Übungen um seine Rückenmuskeln optimal zu entfalten. Statt nun diese unproduktiverweise in ein Training zu packen, verteilt er sie auf drei verschiedene Trainingseinheiten, die sich nacheinander abwechseln, z.B. so:

Training A	**Training B**	**Training C**
Kreuzheben	Klimmzüge weit	Kurzhantelrudern
Klimmzüge eng	T-Bar Rudern eng	Seitheben vorgebeugt

Wichtig an dieser Stelle:
„Wo nichts ist, kann man nichts formen".
Nach Leistungsstufe 1 kommt 2 und nicht umgekehrt. Am Anfang steht für viele Jahre das progressive Attackieren einiger weniger und ausreichender Grund- und Isolationsübungen. Wer nur gerade eben sein eigenes Körpergewicht auf der Flachbank drückt, für den macht es lange keinen Sinn, seine Übungsanzahl für die Brust endlos zu erhöhen. Dies bzw. das Ausprobieren und Anwärmen sämtlicher Maschinen/Übungen, welche der heimische Gerätepark hergibt, ist zwar oft traurige Praxis, aber im Großteil der Fälle der Grund allen Scheiterns und meist die Hauptursache für die vorzeitige Aufgabe des Eisensports. Wer z.B. mit 50 – 60kg saubere Langhantelcurls ausführt, hat sicher einen beachtlichen Bizeps. Aber den bekommt man nie, wenn man von Tag eins an schon zehn verschiedene Bizepswunderübungen in sein Programm einbaut und dabei gleichzeitig die Genetik eines Mikadostäbchens mitbringt. Zudem ist es wichtig, einem Programm auch die Chance zu geben, es auf seine Tauglichkeit hin zu prüfen. Wer alle paar Tage sein Programm komplett über den Haufen wirft und ständig wechselt läuft Gefahr, hauptsächlich nur zehrenden Muskelkater (ungewohnte Belastungen sind häufig mit ein Verstärker für dieses Symptom) und nur koordinative Gewinne (die ersten Einheiten einer neuen Übung liefern vor allem bei Anfängern kaum nennenswerte Ergebnisse in Bezug auf Hypertrophie) zu ernten. Je fortgeschrittener man ist, umso kürzer werden die Phasen und je häufiger wird variiert. Auf hoher Leistungsebene kann dies alle zwei bis vier Wochen der Fall sein und es ist oft sogar zwingend nötig.

Am Anfang jedoch ist man sehr gut beraten, wenn man ein Programm drei bis sechs Monate lang konsequent durchzieht.

Ein Geheimnis erfolgreichen Trainings ist halt auch die smarte Kombination aus Progression, Variation und Beständigkeit.

Zudem betrifft die Sache mit der Variation zu einem großen Teil das ZNS. Dem Muskel ist es relativ „egal“, wie er belastet wird. Der Faktor „Monotonie“ tritt also eher in Verbindung mit den unterschiedlichen Nervenimpulsen bzw. deren, nach einiger Zeit eingefahrenen, Bahnen auf („hemmende Ökonomisierung“). Eine ganz einfache und sehr effektive Vorbeugung gegen die Stagnation ist das stete Ändern der Trainingslasten von Workout zu Workout. Selbst wenn es nur in minimalen Abstufungen vollzogen wird („Little changes makes the difference“). Zumal dies eigentlich, mehr oder weniger bewusst, meist von selbst vollzogen wird (werden sollte). Wer jedoch partout immer das gleiche Programm und die gleichen Übungen und dann noch vor allem immer exakt dieselben Gewichte und Wdh verwendet, der braucht sich wirklich nicht wundern, dass irgendwann gar nichts mehr passiert. Oder wie heißt es auch so schön:

„If you always do, what you always did – you will always get, what you have always got“.

Gesteigerte Variation durch Wechsel der Intensitätstechniken

Intensität hat viele Gesichter und es gibt viele Wege um einen Widerstand mit willkürlicher Muskelkraft von Punkt A nach Punkt B zu bewegen. Durch systematischen Wechsel und/oder Verwendung verschiedener Techniken wird der Muskel weiter in seiner Entwicklung gefördert und einer Stagnation wird vorgebeugt. Die Intensität bleibt somit immer im optimalen Bereich, bei weiterer Reizsetzung durch unterschiedliche Intensitätstechniken bzw. deren systematischer Variation.

Wichtig:
Wer bisher beständigen Erfolg ausschließlich mit dem PITT-Force® Modus (eine vollständig langsam bis zügig ausgeführte korrekte Wdh – Pause – eine Wdh – Pause – usw.) und einem guten Programm hat, welches hauptsächlich aus Grundübungen besteht, der muss nicht unbedingt gleich alles nachtrainieren, was Ideenreichtum und Technikarsenal des PITT-Force® Systems hergeben. Letztendlich läuft es immer wieder auf hartes progressives Training hinaus. Es gibt weder Abkürzungen noch Krücken und ein Ergebnis (Wachstum) lässt sich nun einmal nicht beschleunigen oder gar erzwingen. So viele intensive Kontraktionen wie möglich mit soviel Gewicht wie korrekt möglich ist und bleibt immer die universelle Grundformel. Die verschiedenen Varianten machen es nicht leichter, nur individuell etwas effektiver. Härter ist nicht immer gleich besser, nur optimaler ist besser und da führt auf Dauer kein Weg an beständigem und smartem Training vorbei.

Kraftzunahme und Querschnittszunahme gehen für lange Zeit gemeinsame Wege, aber der Fokus sollte im Laufe der Zeit nicht auf dem Gewicht alleine, sondern vor allem auf das Verhältnis zum eigenen Muskel ausgerichtet sein. Man sollte stets bestrebt sein, eine Bewegungsausführung zu absolvieren und/oder eine Technik zu finden, welche es dem Muskel schwerer und effektiver zugleich macht.
Die unterschiedlichen PITT-Force® Intensitätsvarianten sollen dabei helfen, dies optimaler für den Einzelfall zu ermöglichen. Folgende Intensitätstechniken zur Variation werden erörtert:

PITT-FORCE®
PITT-X
PITT-HARDCORE
PITT-RAW
PITT-PURE

PITT-FORCE®

Die Grundformel/Basistechnik
Hohes Gewicht x hoher Dauer in seiner reinen und sehr einfach zu praktizierenden Form. Die lohnenden Pausen zwischen jeder einzelnen Wdh, die sich an Ermüdung, Qualität der Wdh und Belastungsschuld im Satz orientieren, stellen sicher, dass ein Muskel das Spiel vom Hypertrophie-Training bzw. den Versuch, das in seiner Natur unmögliche möglich zu machen (ein Muskel kann etwas schweres selten und etwas leichtes oft heben, aber nur die "Notsituation" hart und lange auf einmal reizt den Muskel zu maximaler Kraft- und Umfangszunahme zugleich) auch erreicht. Mit Hilfe von PITT-Force® kann jeder, der nur ausreichend willentliche Fähigkeiten mitbringt, die PITT-Force® Zone (Hypertrophie-Zone) nicht nur erreichen, sondern zudem auch lange und heftig genug in ihr verweilen, um den Wachstumsprozess in Gang zu setzen.
Hierbei verwendet man ein Gewicht, welches man mit regulärer Ausführung ca. acht bis zwölf Mal korrekt heben kann, bevor Muskelversagen eine weitere nötige Reizsetzung bisher zum Erliegen brachte. Ziel ist es nun, mit Hilfe der Pausen bis zu 15-20 Wiederholungen insgesamt zu erreichen. Die Pausenlänge sollte individuell ausgerichtet sein und kann zwischen einer bis (allerhöchstens) zwanzig Sekunden liegen. Im Allgemeinen lässt sich sagen, dass zu Beginn des Satzes die Pausen recht kurz sind und erst zum Ende des Satzes, mit zunehmender Erschöpfung, gedehnt werden. Ein Satz ist beendet, wenn nahezu alle Fasern im Kontraktionsvorgang erreicht und erschöpft wurden und man das Gefühl hat, dass selbst unter größten willentlichen Anstrengungen die nächste Kontraktion nicht mehr korrekt ausführbar ist.

Letztendlich versagt immer der Geist zuerst. Der Kopf setzt die Grenzen, aber mit Hilfe von PITT-Force® ist es nun für den Anwender wesentlich effektiver möglich, diesen willlentlichen Kampf überhaupt zu beginnen.
Bei regulärer Ausführung versagt der Muskel meist schon aus technischen Gründen. Ein Versagen limitiert den Eintritt in eine Zone, dessen Erreichen oberstes Gebot im Training sein sollte und welches nur selten und dies auch nur von wenigen in der Studiopraxis geschafft wird. Diese Zone optimal zu treffen ist ein Akt für sich und es verlangt förmlich einen unbeugsamen Willen und hohe Ehrlichkeit zu sich selbst und selbst härtestes und perfektestes Training ist nicht immer eine Garantiekarte.
Bei PITT-Force® ist der Satz zu Ende, wenn man nicht mehr will, weil man einfach nicht mehr kann und nicht weil man nicht mehr kann, obwohl man vielleicht noch will, aber es aus unüberwindlichen Hürden (vorzeitiges Versagen, ZNS-Überlastung, Übersäuern etc.) einfach nicht geht. Training auf Masse ist vor allem eine Frage des Wollens. Das wird gerne übersehen. Motivation ist bei PITT-Force® die Grundvoraussetzung.
Und die kann man sich nicht herbeiwünschen, kaufen oder gar erzwingen.

PITT-X

Wenn auch Grundübungen (Mehrgelenksübungen) die anfängliche jahrelange unabdingbare Basis darstellen, so kommt man, um den Körper und die Muskulatur vollends zu entwickeln, auf Dauer an zusätzlicher isolierter Belastung einzelner Partien mit Hilfe von Isolationsübungen (Eingelenksübungen) an z.B. guten Maschinen, Kabeltürmen, diversen Kurzhanteln usw. nicht vorbei.

Im BB gewinnt der, welcher die wenigsten muskulär sichtbaren Schwachpunkte hat, der alle Faktoren (Symmetrie, ausgewogene Entwicklung, Proportionen, Ästhetik usw.) zu einem lebendigen Kunstwerk auf den Tag X vereint. Die Zeiten, in denen man alleine mit einem riesen Bizeps und einer massiven Brust Punkte holen oder gar gewinnen konnte, sind schon lange vorbei. Die Zeit bleibt halt nicht stehen und im Leistungssport schon mal gar nicht.
Um einen Muskel auf maximale Größe und vor allem optimale Form zu bringen, bedarf es eines Austrainieren aus vielen unterschiedlichen Winkeln. Mit nur ein paar wenigen Übungen ist dies auf ganz lange Sicht nur selten möglich. Und mal ganz abgesehen vom optischen Effekt – sämtliche Muskeln des Körpers befinden sich in einem empfindlichen Gleichgewicht und dies signifikant aus der Bahn zu bringen, ist keine gute Idee. Nicht nur, dass man auf Dauer ab einem gewissen Grad von Ungleichheit nicht weiter kommt, es können auch typische Verschleißerscheinungen auftreten (Probleme am Schultergürtel, Knie und unteren Rücken z.B., sind nicht selten aus ungleichen Kräfteverhältnissen der umliegenden Muskeln entstanden).

Alleine aus gesundheitlichen Gründen ist es also zwingend nötig, diese Balance so optimal wie möglich zu wahren. Dass jemand auf einer BB-Bühne aussieht wie der Glöckner von Notre Dame, ist das eine, er wird auf Dauer eh nicht so weit kommen, wie er es sich wünscht. Aber einer der Grundgedanken des Trainings mit Eisen ist eine ausgewogene und gleichmäßige Entwicklung. Nicht nur weil es einfach schöner aussieht und zweckmäßig ist, sondern weil es einfach ein Grundelement bei dem großen Thema Gesundheit und Lebensqualität ist. Und wer Training als ein wesentliches Bedürfnis in seinem Life-Style verinnerlicht hat, möchte dies auch sicher, wie all die anderen schönen Dinge und Bedürfnisse, welche es so gibt, ein Leben lang machen und nicht nur für einen kurzen Badesommer. So kommt es nicht selten vor, dass es Athleten gibt, die mit weit über 180kg auf der Bank ihre Trainingssätze absolvieren, aber in Übungen wie Kniebeuge oder Kreuzheben nicht annähernd 160kg auch nur ein paar mal bewältigen können. Oder da wird ein vorderer Oberschenkel (Quadrizeps) mit Leistungen von 400kg+ an der Beinpresse auf Zeppelingröße gepumpt, aber Beinbizeps und Gesäßmuskeln sehen nicht wesentlich massiver aus als die eines Joggers.

Apropos „Joggen“: Wenn der ein oder andere Kandidat zur Bereicherung seines Trainings mal laufen oder gar ein paar Meter sprinten würde, könnte er recht schnell und schmerzhaft, anhand von beinahe unausweichlichen Zerrungen bei derartigen ungleichen Kräfteverhältnissen feststellen, wie weit so mancher Muskel noch zurückliegt. Noch eindringlicher kommen rückständige Kraftverhältnisse zum Vorschein, wenn z.B. zur Abwechslung mal heftig, schnell und lange gegen einen Sandsack geschlagen wird und sich recht schnell zeigt, ob die „Pull“- Muskulatur (Rücken, hintere Schulter, Bizeps usw.) mit der Wucht der „Push“- Muskeln (Brust, vordere Schulter, Trizeps usw.) mithalten kann.
Es sollte also einleuchten, dafür zu sorgen, dass möglichst alle Muskeln des Körpers auf ein gleiches Niveau gebracht werden.
Es mag zwar sein, dass ein Körper, der nur eine trainierte Brust, Bauch und Bizeps vorweist, in ein derzeitig zelebriertes Schönheitsideal der diversen Musiksender im Fernsehen passt, aber letztendlich ist bei einer so ungleich strukturierten Erscheinung selbst der letzte Rest an Funktionalität erfolgreich „weggepumpt“ worden. Ein vor Schmerzen schreiender Körper im Alter ist nicht selten das traurige Ende.

Zur Erinnerung: Muskeln arbeiten nach dem Prinzip des geringsten Widerstandes. Sie werden immer nur soviel tun, wie es nötig ist, die Situation möglichst ungestört und energiesparend (ökonomisch) zu überstehen. Zu Beginn werden von Training zu Training immer mehr Fasern mit in den Kontraktionsvorgang einbezogen, um die gleiche Übung immer perfekter und ökonomischer ausführen zu können. Erst wenn die Gewichtsbelastung und das Training regelmäßig fortgeführt werden, kommt es zu einer verstärkten Mehreinlagerung von kontraktilen Elementen bzw. funktionellen Eiweiß-

strukturen. Die Faser verdichtet sich und wird stärker. Wird nun auch weiterhin mit einer fordernden langen und hohen Spannungsdauer zugleich gearbeitet, werden auch die weiteren sehr wichtigen Anteile des Muskels (Energiespeicher, Adergeflecht, Zellflüssigkeit usw.) deutlich angepasst und vergrößert. Diese Sache braucht Beständigkeit und Zeit und vor allem einen motivierten Einsatz am Eisen.
Da Muskeln im Verbund ihre größten Kräfte freisetzen können, sind somit Grundübungen (also schwere Übungen, bei denen mehrere Gelenke und Muskelgruppen in die Bewegung miteinbezogen sind) vor allem die ersten Jahre unentbehrlich, da sie lange und zudem sehr hohe Spannungszustände ermöglichen.

Was ist aber nun, wenn ich eben nicht alle Muskeln gleichmäßig mit Hilfe eben jener fundamentalen Grundübungen erreiche? Was ist, wenn nach dem Motto "Eine Kette ist nur so stark wie ihr schwächstes Glied", ein Muskel die Hauptarbeit leistet, aber die Kraftentfaltung und das damit verbundene Wachstumspotenzial anderer Muskeln unterbindet!? Was, wenn z.B. zwar der Bizeps von Klimmzügen wächst und zulegt, aber der Latissimus nichts vom Geschehen abbekommt und sich weder aufpumpt, noch spürbar an Masse zulegt oder wenn der Trizeps bei Pushübungen aufgrund von z.B. schlechten Hebeln (lange Oberarmknochen, schmale Schlüsselbeine) eine Steigerung in der Übung behindert, weil z.B. die Brust nie mit der nötigen Spannung gereizt wurde!? Die individuellen Beispiele von Trainierenden, in denen nicht alle Muskeln, welche in eine Übung mit einbezogen werden, gleich stark belastet und stimuliert werden, sind genauso endlos wie Menschen von den körperlichen Voraussetzungen her verschieden sind.
(Soviel auch mal vorab zu dem naiven Versuch, Trainierende in drei verschiedene Schubladen bzw. körperliche Erscheinungsbilder „dick, dünn oder stark“ zu packen und daraus allgemein gültige Standardprogramme für deren angeblich optimale Vorgehensweise in Sachen Training und Ernährung ableiten zu wollen. Von all der Scheinlogik und pseudowissenschaftlichen Praxis, die in der Welt von Fiktion und Fitness so herrscht, ist dies einer der amüsantesten Auswüchse.)

Schlechte Technik generell und zurückliegende Muskeln in der ausführenden Muskelkette aufgrund ungünstiger Hebel oder Technikmängel sind oft ein Grund des Scheiterns bei Kraft und Massegaranten wie Kreuzheben, Beuge, Drücken usw. Je mehr man abfälscht, umso geringer die Ergebnisse und nach dem Motto „Was Hänschen nicht lernt, lernt Hans nimmer mehr“, ist es sehr schwer möglich, eine einmal fest eingefahrene schlechte Technik, welche seit Jahren praktiziert wird, noch mal neu zu erlernen. Die Kraftbahnen sind meist zu stark automatisiert und das Ego, welches selten wieder die Gewichte von der bisherigen Leistung abpackt, ist oft schon zu groß.

Aber selbst die beste Technik schützt nicht vor unausgewogener Kraft und Muskelentwicklung, wenn der Grund in z.B. unvorteilhaften Muskelstrukturen liegt. Kraft und Muskelmasse sind eine Sache von guten Hebeln, aber auch von entsprechenden Anlagen im Muskel selbst (z.B. Faserart, Anzahl und Länge). Wenn nun aufgrund physiologischer Bedingungen nicht alle Muskeln in einer Kette gleich stark belastet werden können, wird es ziemlich unwahrscheinlich werden, dies mit wenigen Grundübungen alleine zu meistern.

In solchen Fällen sollten die Grundübungen dann um Isolationsübungen ergänzt werden. Also geeignete Kurzhantelübungen und /oder vor allem gute Maschinen, welche bei optimaler Ausführung gewährleisten, dass nur ein Muskel bzw. eine Muskelgruppe (selbst bei Beteiligung von nur einem Gelenk/Drehmoment ist es physiologisch nicht machbar, nur einen einzelnen Muskel komplett zu isolieren) die alleinige Arbeit verrichtet. Es ist sehr ratsam, sich hierbei eine Auswahl an Übungen zu schaffen, welche je nach Ausgangslage entweder eine maximale Gewichtung der Belastung am Ende der Bewegung bereithält (Spitzen- bzw. Gipfelkontraktion) oder welche die Belastungsspitze auf den Anfang des Kontraktionsvorgangs gelegt hat (Längskontraktion). Um die Muskulatur auf ein Höchstmaß zu entwickeln sind also nicht nur Grund- und Isolationsbewegungen nötig, sondern zudem ist es auch noch wichtig, eine hohe Kraftentwicklung auf allen Ebenen der Bewegungsamplitude zu schaffen. Ohne dieses Vorgehen bleibt man auf Dauer evtl. unter seinen Möglichkeiten. Das Wichtigste ist jedoch, eine Isolationsbewegung auch wirklich nur mit dem anvisierten Objekt der Begierde, also dem zu entwickelnden Muskel, auszuführen. Alle anderen umliegenden und teilweise beteiligten Muskel sollten höchstens stabilisierende Zwecke erfüllen.

Es empfiehlt sich sehr, die Bewegung gänzlich ohne zu ruckartiges Beschleunigen, ohne übermäßigen Schwung und ohne die Federfunktion der elastischen Komponente (z.B. Vordehnungsreflex) zu absolvieren. Das Vorgehen wird sonst nur zu einer Farce, wenn eine Übung oder Maschine, welche ursprünglich dazu genutzt werden sollte, einen Schwachpunkt zu beheben, nur wieder dazu dient, weitere Kräfteungleichheiten zu schaffen und wieder einmal nur alle möglichen anderen Muskeln erschöpft werden und evtl. sogar wachsen, nur nicht der anvisierte Muskel selbst.
Zum Erlernen der richtigen Technik, was über das geschriebene Wort nicht so leicht ist, wird geraten, es zu Beginn mit dem Zählen der Sekunden einer Bewegungsdauer zu versuchen. So kann z.B. die positive Phase drei bis vier Sekunden dauern und die negative Phase ebenfalls. Dies ist nur ein Tipp, eine Krücke, keine Garantie dafür, dass nicht doch wieder Schwung mit einbezogen wird und eventuell die Überhand gewinnt. Auf Dauer muss man ohne Krücken trainieren können, und man sollte ehrlicherweise Bilanz ziehen können, ob die Arbeit wirklich alleine mit Muskelkraft forciert oder mit Hilfe von Massenträgheit, Schwung und Fliehkräften erschummelt wird und, zur Freu-

de des verfehlten Muskels, nur weiterhin das Ego aufgepumpt wird. Eine gute Isolationsübung und/oder Maschine ist in Verbindung mit einer guten Technik Gold wert, aber in der „Fitness-Studio-Praxis“ kommt leider viel zu oft nur billiger Schrott dabei heraus.

So gibt es z.B. nicht selten Trainierende, die aus allen möglichen Gründen keine schweren grundlegenden Übungen wie z.B. Kniebeugen, Beinpressen usw. ausführen. „Kniebeschwerden“ ist die häufige Antwort. Guckt man sich jedoch an, wie so manch leidender denn mit seitwärts ausgestellten Füßen á la Charlie Chaplin und mit vorgeschobenem Becken „watschelt“, statt einen Fuß gerade vor den anderen zu setzen, so wird schnell einiges klar.
Massive Oberschenkel beeinflussen ab einem extremen Volumen evtl. den Gang, jedoch ist dies nur bei wenigen Ausnahmen der Fall und diese haben sicher keine Probleme mit ihren Knien, weil die umliegenden Strukturen das Knie stützen und stärken (und ein massiver Oberschenkel führt nicht automatisch dazu, dass man läuft als hätte man einen Medizinball zwischen den Beinen...).
Wer jedoch wirklich ernsthaft Probleme aus unter anderem schlechter genetischer Disposition oder einer Vorbelastung hat (und dies eben nicht vom „coolen“ Gang), sollte extrem vorsichtig bei der Übungsauswahl vorgehen – eine gute Beinübung macht das Knie stabiler, eine schlechte Ausführung hingegen nur noch kränker. Zudem ist es immer gut, wenn sicherheitshalber ein geeigneter Experte (Sportarzt, Physiotherapeut usw.) zu Rate gezogen wird.
Jedoch die Abteilung, die einfach nur aus Faulheit oder Angst vor schweren Gewicht keine Beugen macht, absolviert dann meist, das ganze dann noch zusätzlich mit bunten Stretch-Höschen und wunderschönen Grimassenparaden garniert, stundenlange Exzesse an allen möglichen Beinmaschinen und Beintischen (Beinstrecker, Beinbeuger usw.). Und dies mit einer Technik, die man gerade auf dem Leistungsstand von zurückgebliebener Oberschenkelentwicklung wie die Pest meiden sollte. Es wird dann verzweifelt bis zwanghaft versucht, das Versäumte irgendwie nachzuholen. Aber das ist leider ein hoffnungsloses Unterfangen. Nach A kommt B und nicht umgekehrt und es hat sich noch nie jemand pokalträchtige Beine nur durch ausschließliches Training mit Isolationsübungen/ Eingelenksübungen an Maschinen aufgebaut. Für ein leichtes Erhaltungstraining oder ein bisschen „Fitness“ vielleicht eine Option, aber massive und funktionelle Muskeln baut man nur zusammen mit schweren Verbundübungen auf. Denn selbst wer keine übergroßen Beinmuskeln hat, kann mit etwas Schummeln und Schwung den ganzen Gewichtsstapel an der Beinstreckermaschine schaffen und Neulinge zum Erstaunen bringen, aber mehr auch nicht. Man kann zwar anderen etwas vormachen, aber sich selber niemals.
Zudem sind diese Maschinen oft so konstruiert, dass die höchste Belastung in der Endposition liegt. Aber in voll kontrahiertem Zustand bzw. in diesem Falle an der Beinstre-

ckermaschine, bei gestrecktem kontrahiertem Bein, kann der vordere Oberschenkelmuskel niemals die Gewichtsbelastung schaffen, welche in anderen Winkelverhältnissen möglich wären (und vor allem kann sie ein Trainierender, welcher mit Schwung arbeitet, niemals in der voll kontrahierten Position halten, also zwei mal kein Ergebnis). Somit sind die Spannungszustände bei Isolationsbewegungen nicht einmal annähernd so groß, wie sie bei Übungen wären, deren höchster Spannungszustand in der Längs- und/oder Mittelkontraktion möglich wären. Und ohne hohe Spannung ist es leider nur vergebliche Liebesmüh.

Auf lange Sicht bringt es nur ein gesunder Mix aus schweren Basics, gezielten Isos und dies alles mit korrekter Technik und im richtigen Verhältnis für den jeweiligen Leistungsstand.
Das Gleiche gilt z.B. auch für den Bizeps. Wer keinen 40er Arm hat, aber die komplette Bizepsmaschine auseinander „rocken" kann, hat zwar im physikalischen Sinne eventuell eine hohe Leistung vollbracht, aber für den Muskelquerschnitt war das Gewicht zu hoch gewählt und ein Wachstum lässt sich so leider nicht erzwingen.
Für eine gute Technik kann man sich zu Beginn daran orientieren, dass z.B. bei Isolationsübungen in der Gipfelkontraktion das Gewicht für ca. ein bis zwei Sekunden gehalten werden kann. Dieses Halten ist aber nur als Indikator für eine saubere Ausführung anzusehen. Eine Gipfel- bzw. Höchstkontraktion in der möglichen Endposition ist nicht immer gerade die Traumsituation für einen Muskel und schon gar nicht für das beteiligte Gelenk (so hat z.B. so mancher Beinstrecker durch übermäßiges Betonen der Endstellung das ein oder andere Knie auf dem Gewissen. Das Gleiche gilt z.B. auch für die Butterflymaschine und die beteiligte Schulter oder diverse Armmaschinen und die Ellbogengelenke).

„Ein Gewicht, welches man am schwersten Punkt der Bewegung nicht kontrollieren oder gar halten kann, hat man entweder dorthin geschleudert oder geschwungen, aber nicht mit alleiniger Muskelkraft gehoben."

Das gilt auch für Übungen (vor allem den Basics) in der Längs- und Mittelkontraktion: Das Gewicht sollte nicht durch abfedern (z.B. Kniebeugen) oder gar abprallen (z.B. beim Drücken von der Brust oder dem Ziehen vom Boden beim Kreuzheben) bewältigt werden. Es sollte nicht über den schwierigsten Punkt der Bewegung bloß irgendwie mit Ach und Krach und unter Beteiligung sämtlicher Muskeln des Bewegungsapparates gebracht werden. Der Muskel kontrolliert und hebt das Gewicht, nicht umgekehrt. Und der Schwung hebt nicht das Gewicht, sondern die reine Muskelkraft. Schwung hebt höchstens die Belastung auf bzw. durch das Abfälschen reduziert sich mitunter die Spannung auf null. Null Spannung heißt null Belastung und null Belastung sind auch null Reize.

Als Übung empfiehlt es sich, ein fast bis zum Rand gefülltes Wasserglas so über den Tisch hin und her zu schieben, dass nicht ein einziger Tropfen Wasser überschwappt. Mit ein bisschen Übung und der richtigen Technik lässt sich dieses einfache Beispiel sogar recht zügig und mit einem produktiven Maß an Beschleunigung durchführen. **Langsam bis zügig**, mit einer kontrollierten Beschleunigung, welche aus dem zu trainierenden Muskel kommt und eben nicht mit übermäßigem Ruck und Schwung. Das ist der ganze Trick. Und dieser kann einen enormen Unterschied beim Muskelaufbau ausmachen.

Wichtig:
Eine Wiederholung sollte eine Gesamtdauer von ca. sechs bis zehn Sekunden nicht überschreiten, sonst kippt das Spiel wieder in die gegenteilige Richtung um und der Muskel übersäuert nur übermäßig und dies selbst bei nur einer oder einigen wenigen Wdh. Man soll es sich zwar schwer machen, aber nicht noch schwerer als es schon ist bzw. eine Übung sollte auch durchführbar sein und nicht beinahe unmöglich.
Durch die längere Spannungsdauer bei den Einzelreizen (Wiederholungen), kann die Anzahl an Wdh insgesamt etwas geringer ausfallen. Es empfiehlt sich zudem schon von der ersten Wdh an mit einer etwas längeren Pause zu starten (ca. 3 bis 5 Sekunden). Der optimale Wiederholungsbereich sollte bei PITT-X im Bereich von sechs bis fünfzehn Wdh liegen. Bis zu zwanzig Wdh sind nur äußerst selten nötig.

Auch hier gilt:

- **Qualität vor Quantität**
- **Konzentration vor Ego**
- **Korrekte Ausführung vor zu schneller Gewichtssteigerung**
- **Jede intensive Kontraktion ist wichtig**

Für die ersten Trainingsjahre bilden PITT-Force® und PITT-X die Grundsäulen einer effektiven Trainingsplanung. Wenn man sie einmal verinnerlicht hat und ihre intensive Wirkung voll erfährt, geht man so schnell nicht wieder zurück.

PITT-HARDCORE

PITT-HARDCORE ist eine Version, bei der durchgängige Wdh als Methode zur Intensitätssteigerung/Variation genutzt werden. Die Anwendung erstreckt sich aber hauptsächlich auf Leistungstrainierende und Athleten (Bodybuilding auf Wettkampfebene ist

„Hardcore" bzw. ohne die entsprechenden genetischen Voraussetzungen und brachialsten Einsatz geht das einfach nicht). Und selbst hier sollte es nur bei Übungen verwendet werden, welche aus praktischen/technischen Gründen nur schwer alleine im PITT-Force® Modus zu absolvieren sind, wie z.B. diverse Varianten des freien Drückens (Nackendrücken, Bankdrücken usw.) oder des Ziehens (Rudern vorgebeugt, Rudern sitzend, T-Bar Rudern usw.) und/oder wenn bereits ein hohes Leistungsniveau vorliegt. Aber vor allem bei Übungen, welche bereits hohe Spannungsunterschiede während einer Wdh von Haus aus beinhalten, können sehr gut für die Hardcore-Version genutzt werden. Wie wir bei dem Thema Auxotonie schon erfahren haben, beinhaltet jede Übung in sich schon sehr veränderliche Spannungsmomente.
Dies kann z.B. aufgrund der Beschaffenheit der Übung sehr ausgeprägt sein. So steht die Oberschenkelmuskulatur bei der Übung Kniebeugen in aufrechter Position nicht mehr unter dem gleich hohen Spannungszustand wie in der gehockten Position. Auch bei der Übung Seitheben im Stehen ist die Schulter nicht so der Belastung ausgesetzt, wenn der Arm seitlich herunter hängt. Bei angehobenem Arm steigt die Spannung dann immer weiter an.
Auch wenn die spezielle Technik einer Übung dafür sorgt, dass es zu Spannungsabfällen während der Ausführung kommt, eignet sich für die Hardcore Version. So muss z.B. die Übung Rudern vorgebeugt mit einer gehörigen Portion an Schwung und spezieller Technik ausgeführt werden, damit überhaupt eine ausreichende Gewichtsleistung und die damit verbundene Spannung auf den Muskeln zustande kommt. Dadurch jedoch, dass die Hantel für eine kurze Strecke extrem beschleunigt wird, sinkt die Spannung auf den Fasern während der Phase, wo die Hantel förmlich ein kleines Stück von selbst fliegt, für kurze Momente ab. Solche Übungen unterbinden also nur für kurze Zeit die Versorgungslage des Muskels komplett und durch ihre hohe Auxotonie sind sie quasi von Natur aus für sehr extremes Training geeignet.

PITT-HARDCORE sollte in der Trainingsplanung, in diesem Fall allerdings auch nur zehn Prozent, im Gesamtverhältnis zu den anderen Methoden des Programms ausmachen. (Wer sich jedoch erst mal nur langsam mit dem Gedanken an Pausen zwischen den Wdh anfreunden will, der kann natürlich auch jedes derzeitige Programm und jeden Leistungstand locker nur mit dieser Technik ergänzen und somit eine Chance geben.)
Wer z.B. um die 100kg und mehr im Nacken für Sätze drücken kann, dabei keine Übertrainingssymptome zeigt und dieses Niveau auch problemlos über das Jahr halten kann, für den bietet es sich an, diese PITT-Force Variante quasi als Einsteigerversion für weitere Reizsetzungen zu nutzen. Absolviert werden zunächst sechs bis zehn Wdh bis zur Erschöpfung, dann werden fünf bis zehn Sekunden pausiert und direkt anschließend immer weitere einzelne Wdh herausgequetscht.

Es gilt:
Schafft man nach der Pause problemlos zwei bis drei Wdh am Stück statt nur einer, so war die Pause zu lang und es wurden sicher nicht alle Fasern ausreichend erschöpft. Schafft man nicht einmal eine einzige, war die Pause zu kurz. Muskelversagen sollte auch hier vermieden werden und eher als Ausnahme und nicht als Regel gesehen werden.

Noch ein Wort zu sehr Fortgeschrittenen, Technik, usw.:
Es wird oft kritisiert, dass erfahrene Athleten, wie man sie häufig in diversen Trainingsvideos bewundern kann, eine schlechte Technik haben. Dies ist so nicht ganz richtig. Es sieht zwar oft äußerlich so aus, als würden die Gewichte gedanken- und skrupellos mit unkontrolliertem Ruck und Schwung abgefälscht werden, aber der Unterschied zum regulären Trainierenden ist einfach der, dass ein erfahrener Athlet zwar die Übung rein äußerlich gesehen abfälscht, aber er tut dies, um mehr Spannung auf den zu bearbeitenden Muskel zu packen und vor allem, um noch mehr intensive Kontraktionen zu erzielen. Diese wären bei einer korrekteren Ausführung und vor allem bei diesen Gewichten nicht möglich gewesen. Er erreicht mit dieser seiner speziellen Technik seinen Muskel, während ein nacheifernder Anfänger/Ungeübter nur bewirkt, dass die Übung leichter wird und die Spannung auf unterstützende Muskeln abgerollt wird. Zudem hat ein sehr talentierter Trainierender die entsprechende Toleranz. Er kann ein wesentlich größeres Maß an Übertraining im Körper anrichten, verpacken und dadurch noch mehr zulegen. Der Ungeübte und/oder Untalentierte erreicht evtl. so zwar auch mehr Reize, aber leider nicht von so hoher Qualität bzw. nur mit geringer Intensität. Statt härter wird es dann nur ein bloßes Mehr an Aufwand, welches in Richtung Übertraining ohne Chance zur Erholung abzielt. Von den negativen Auswirkungen auf den Bänder/Sehnen-Apparat ganz zu schweigen.

Knochen, Bänder, Sehnen usw. sind halt auch eine, wenn nicht gar DIE limitierende Größe beim Thema Wachstum und wer zierlich strukturiert ist, sollte beim Thema Abfälschen und Technik der Profis vorher einen kritischen Blick in den Spiegel riskieren. Das ist oft ein Riesenunterschied – wer es macht und wie er es denn macht. Wenn ein weit fortgeschrittener Athlet abfälscht, Mordsgewichte mit Ach und Krach bewegt, dann macht er dies tatsächlich mit einer für **ihn individuell** korrekten Technik. Aufgrund seiner veränderten Hebelverhältnisse im Muskel selbst, kann sein stark hypertrophierter Muskel mit korrekten vollen Bewegungen über die ganze Bewegungsamplitude nicht mehr die Kraft erzeugen, die nötig wäre, um die Übung korrekt abzuschließen. Somit hat der Wahnsinn hier (Ruck und Schwung, extremes Abfälschen, Teilwiederholungen usw.), ausnahmsweise mal „Methode".

Zudem sorgen die kurzen Spannungsabfälle (hohe Auxotonie) dieser extremen Techniken für kurze lohnende Minipausen während der Kontraktion und der Ausführung allgemein. Trainierende aus den Spitzenbereichen haben enorme regenerative Fähigkeiten, eine sehr hohe Toleranz und unglaubliche willentliche Fähigkeiten. All diese Eigenschaften ermöglichen es, in Verbindung mit einer beinahe unmenschlichen Härte im Satz, immer weitere Wdh zu erzielen, wo ein „normales" Individuum schon lange vorher versagt hätte.
PITT-HARDCORE packt somit durchgehende und mit Ruck und Schwung untermauerte Wdh dahin, wo sie von Anfang an hingehört hätten - zu den Ausnahmen, welche seit beinahe nun über 50 Jahren fälschlicherweise immer als Maß der Dinge galten.

Es gibt sicher auch im Spitzenbereich mehr als einmal den Fall, dass leider keinerlei bewusste Methodik hinter der Praxis vorhanden ist und mit knochenbrechender Schleuderei und Gezucke und übermenschlichem Gesamtumfang tatsächlich Ergebnisse erzielt werden. Und dies wird zudem nie nach dem Motto „Erfolg gibt Recht" in Frage gestellt, selbst wenn das Verhältnis von Aufwand und Ertrag dieses Vorgehens unter dem Strich mehr als bescheiden ausfällt. Wieso sollte man auch konzentrierter und zeitsparender vorgehen, wenn man mit Schummeln und Abfälschen so weit gekommen ist?! Aber gemeint ist in obigen Ausführungen der Fall, wo auch tatsächlich eine entsprechend extreme Hypertrophie in Verbindung mit beinahe unmenschlichen Lasten erreicht wurde und die eigene „Technik" mehr als gefruchtet hat und der Körper nicht einfach nur Stunde über Stunde skrupellos gemartert wurde, bis er endlich nachgibt. Auf gar keinen Fall sollte man so etwas gedankenlos nachahmen. Es ist schon traurig genug, dass sich so etwas in gewisser Weise etabliert hat. Denn selbst bei besten Voraussetzungen ist auch bei einem Talent nicht jeglicher Erfolg automatisch garantiert.

Da aber nur ein Bruchteil der Trainierenden über diese Voraussetzungen verfügt, wird, aus Gründen der Verantwortlichkeit, hier nicht weiter auf die speziellen Techniken und Programme für Ausnahmen eingegangen. Es gibt leider schon mehr als genug Trainingsprogramme und Literatur, in denen scheinbar grenzenlose Energie, Unverwundbarkeit und „Mister Galaxis Gene" bei jedem Leser dieser Selbstkasteiungsanleitungen vorausgesetzt werden. Aber weil Menschen sich schon immer an Ausnahmen und Spitzenleistungen der Elite orientiert haben (nach dem Motto „so wie jeder Diamant eigentlich ein Stück Kohle ist, meint jedes Stück Kohle ein Diamant zu sein"), sind solche Praktiken und Empfehlungen leider eher als natürliches Verhalten anzusehen bzw. es war klar, dass es so kommen musste.

Ich gehe allerdings davon aus, dass der Leser dieses Buches weder einen Supermann-Komplex hat, noch unter zu starkem Selbsthass leidet (denn oftmals ist es leider nur das: Selbstbestrafung und/oder die traurige Überzeugung nur durch extremes Leiden zum Ziel zu gelangen) und zwar hochmotiviert ist, aber nicht zum Größenwahn neigt bzw. das Training mit Sinn und Verstand und nach seinen Verhältnissen ausrichtet.

Weitere Hardcore-Methoden, welche z.B. explosive Momente, kompensatorische Akzeleration, statisches Halten, Partnerhilfe usw. enthalten, oder gar ausschließlich mit reinen negativen Wdh arbeiten und somit stellenweise gezielte Phasen absichtlichen Übertrainings enthalten, sind nur was für sehr erfahrende Trainierende auf höchstem Niveau und selbst diese wenden extreme Intensivtechniken nur sporadisch und mit höchster Vorsicht an.

Im Grunde genommen besteht der erste Part bei PITT-HARDCORE aus einem leistungsorientierten Vorgehen (Leistung = Arbeit : Zeit). Dieser eignet sich für jene, die bisher mit dieser Version der Intensität sehr guten Erfolg hatten, es tolerieren können (die limitierenden Faktoren wie z.B. Bänder und Sehnen lassen grüssen) und es vor allem schaffen, und dies ist das entscheidende, in dieser kurzen Zeit in die PITT-Force® Zone (Hypertrophie Zone) zu gelangen, ohne bereits vorher zu versagen. Gefolgt vom zweiten Part (Pause, Wdh, Pause, Wdh usw.), also einem anschließenden möglichst langen Verweilen in dieser Zone, durch geschicktes Integrieren lohnender Pausen. Um nun immer weitere Reize zu erzielen, die bisher dem Trainierenden aufgrund z.B. vorzeitigen Versagens verschlossen blieben. Gleichzeitig wird der Schatten der Belastung in den Pausen abgesenkt, so dass Übertrainingssymptome nicht mehr die anschließende Superkompensation ausbremsen.

PITT-RAW

Bei dieser Technik geht es um den gezielten Einsatz von Teilwiederholungen zur Variation der Intensität. Auch wenn so manche „Experten" ständig und überall mit erhobenem Zeigefinger den unverzichtbaren Wert des vollen Bewegungsumfangs in diversen Anleitungen zur Körperertüchtigung preisen, ist cs beim Thema Masseaufbau weder zwingend nötig und vor allem oft gar nicht möglich, Muskeln mit und in nur einer Übung und über die volle Bewegungsamplitude gleichmäßig und vollständig zu belasten. Aus Gründen der Beweglichkeit und einer korrekten Ausführung, vor allem im Anfängerbereich, ist es sicher wichtig und nicht von Nachteil, Übungen möglichst mit vollständigem Bewegungsablauf zu trainieren, aber um auf lange Sicht Muskelwachstum und Kraft zu erzeugen, ist es nicht zwingend erforderlich, oft gar nicht umsetzbar und teilweise sogar kontraproduktiv.
Die meisten Übungen sind, in Bezug auf die mögliche Bewegungsamplitude Muskel/Gelenk, schon eine Art Teilbewegung. Aus hebeltechnischen Gründen (Auxotonie lässt wieder grüßen) ist der Muskel zudem bei so gut wie keiner Freihantelübung gleich

starken Spannungszuständen über den ganzen Radius der Kontraktion ausgesetzt. So ist, z.B. durch die Struktur des Schultergelenks, teilweise ein so hoher Radius an Bewegungen möglich, dass dies (leider) bei dem heutigen Stand an Trainingsmöglichkeiten gar nicht realisierbar wäre, einen vollständigen Bewegungsablauf von kompletter Streckung bis zur vollen Kontraktion für alle Bewegungsrichtungen bei etwa gleich hohem Widerstand zu absolvieren. So gesehen sind viele Übungen für ein und denselben Muskel oftmals eher als eine aneinander zu reihende Kette kleinerer Teilbewegungen anzusehen.

Mit PITT-RAW wird ein Teil vom Bewegungsradius einer Übung quasi vorsätzlich beschnitten, um in dem anderen Teil den anvisierten Muskel möglichst optimaler als bisher zu erreichen.
Sinn sollte es jedoch sein, den Muskel mit PITT-RAW effektiver und vor allem intensiver zu belasten und es sich nicht bloß einfacher zu machen, in dem durch falsche Interpretation jetzt die Tore offen stehen für viel zu große Gewichtslasten, die nun nur noch millimeterweise bewegt werden. Was der Muskel nicht schafft, das müssen letztendlich die Gelenke ertragen und die sollte man lieber hegen und pflegen, denn wenn die irgendwann mal „übertrainiert" sind, dann sieht es schnell ganz düster aus. Ein Hofknicks mit 200kg und das bei einer Beinentwicklung, welche bei vollem Radius nur für ein Gewicht von nur etwa 140 kg geeicht ist, ist keine Kniebeuge und keine Teilwdh, es ist und bleibt einfach eine Katastrophe. Mehr nicht. Was der Muskel nicht heben kann, müssen Gelenk- und Bandapparat ertragen!
Es bringt z.B. auch nichts, wenn eine Übung wie Bankdrücken nur im oberen Viertel der Bewegungen ausgeführt wird, das ganze mit viel zu viel Gewicht und den helfenden Händen eines starken Trainingspartners an der Hantel, in der Hoffnung, irgendwie die Brustmuskulatur erreichen zu wollen. Sinniger wäre es, nur den unteren Teil der Bewegung, also das Wegdrücken der Stange von der Brust, konzentriert durchzuführen, bis an den Punkt, wo Schultern und Trizeps die Übung übernehmen müssen und durch ihre eventuelle Schwäche das Kraftpotenzial der Brustmuskeln bisher blockiert haben. In einem soliden „Powerrack", welches in keinem guten Studio fehlen sollte oder aber an einer geeigneten Brustmaschine würde sich dieser Ansatz oftmals besser umsetzen lassen (z.B. Plate-loaded, Duales System). An diesem Punkt wird dem Gewicht dann noch ca. ein bis zwei Sekunden Widerstand entgegengebracht bzw. gehalten und danach wieder in die Ausgangsposition zurückgeführt.

Die Technik ist hervorragend geeignet, um Muskeln zu erreichen, die bisher durch das Kräftelimit ihrer umliegenden Hilfsmuskeln bzw. den Bewegungsablauf unterstützende Muskeln in ihrem Potenzial limitiert wurden. Auch mit fortschreitendem Leistungsstand ist es wichtig, sich mit Teilwiederholungen zu befassen, da sich durch die Änderungen in den Hebelverhältnissen im Muskel selbst (bedingt durch eine sehr große Hypertrophie des selbigen) die Situation meist weiter verschlechtert. Bei vielen Übungen ist es ratsam, dass aus einer **gedehnten,** aber **nicht und niemals überdehnten** Position des Muskels heraus, eine kraftvolle und kontrollierte Kontraktion das Gewicht in Bewegung setzt, bis ca. 1/3 - 1/2 der Bewegung (in ungefähr diesem Bereich liegt das größte Spannungspotenzial des Muskels) absolviert wurden. Der Scheitelpunkt einer Bewegung sollte hier zur Orientierung dienen.

PITT-PURE

So wie die Technik PITT-RAW das Märchen von den vollständigen Bewegungsabläufen hinter sich lässt, genauso ist PITT-PURE eine Technik, deren Begründung so manch belesen Trainierenden anfänglich sicher zum Erstaunen bringt. Der vielfach so glorifizierte negative Part der Bewegung (exzentrische Kontraktion) fällt hier nämlich unter den Tisch. Was jetzt nicht heißen soll, dass er völlig unnütz ist, aber eins sollte man sich mal gründlich in sein Trainingstagebuch schreiben:

„Ein Muskel wächst von dem, was er hebt und nicht von dem, was er problemlos absenken kann."

Ein Muskel kann wesentlich mehr absenken, als er überwinden kann und reine negative Wdh können, wenn auch aus Gründen der Vorsicht, bitte nur selten (bis nie), wie schon unter PITT-HARDCORE angedeutet, eine ergiebige Option sein, wenn genug Erfahrung und der entsprechende Leistungsstand vorliegen. Aber das beständige Ziel sollte immer sein, willentlich weitere intensive Kontraktionen zu erzielen, um auf Dauer mit höheren und längeren Spannungszuständen fertig zu werden. Dazu reichen Negativwiederholungen alleine nicht aus und das Verletzungspotenzial ist zudem einfach zu groß. Der Muskel wird beim Absenken des Gewichts gegen seine Zugrichtung gedehnt. Ein Umstand, welcher ihm gar nicht gefällt, da unter normalen Umständen (natürliche Bewegungen im Alltag, beim Sport usw.) immer der Gegenspieler (beim Bizeps wäre dies z.B. der Trizeps) mit dafür Sorge trägt, das die entgegengesetzte Richtung eingeschlagen wird (und während dies passiert, kann sich, um bei unserem Beispiel zu bleiben, der Bizeps bis zur nächsten Kontraktion erholen....natürliche Auxotonie also) .
Schwere negative Belastungen zu überstehen, wie sie beim reinen Negativ-Training vorkommen, wären für den Muskel unter normalen Alltagszuständen nur in extremsten Notsituationen notwendig (und dies war auch nicht für Bewegungen mit hunderten von zusätzlichen Kilos gedacht), also kann es niemals im Sinne des Erfinders gewesen sein, dass Muskeln solchen Beanspruchungen ständig und /oder zu häufig ausgesetzt werden sollten.

Sicher ist es intensiv, aber für wen und wann?! Und so mancher Trainierende schießt zwar gerne im Training mit Kanonenkugeln auf Spatzen, aber nötig ist es deswegen noch lange nicht. Ein Ergebnis lässt sich nun mal nicht beschleunigen, Punkt.
Gerade der negative Part der Bewegung spielt eine große Rolle, wenn es um das Thema „Übertraining" geht und vor allem, wie man es am Besten minimiert. Die negative- bzw. exzentrische Phase der Bewegung ist es nämlich auch, welche dafür verantwortlich ist, dass der Muskel ab und an mit einem mehr oder weniger starken Muskelkater aufwartet und welcher die Regenerationszeit unter Umständen unnötig verlängert. Starker Muskelkater über mehrere Tage bis zu einer Woche sollte niemals Ziel des Trainings sein oder gar als Indikator für ein produktives Training angesehen werden. Das ist einer der gefährlichsten und wirklich unvernünftigsten Irrglauben, welcher sich schon seit Ewigkeiten in der Studiowelt festgebohrt hat.

Die elastische Komponente (Faszie, Bindegewebe, Sehnen, Bänder usw.) des Muskels ist so genanntes „bradytrophes Gewebe". Also im Gegensatz zu den kontraktilen Anteilen (z.B. Aktin und Myosin, Muskelfasern usw.) handelt es sich um schlechter durchblutetes Gewebe. Ein Muskel selbst ist nach einem intensiven Workout aufgrund besserer Durchblutung und Versorgung schneller erholt als die Bindegewebsstrukturen, welche ihn zusammenhalten und unterstützen. Die Muskeln erholen sich und wachsen schneller als diese wasserärmeren und minder durchbluteten Strukturen. Dieser Umstand verstärkt sich mit steigender Leistungsdichte und es wird von Jahr zu Jahr immer komplizierter, eine optimale Balance zwischen Belastung und Erholung zu finden. Vor allem bei „Weakpoints" können die unterschiedlichen Erholungsintervalle von Energiespeichern, Muskelgewebe, ZNS und Bindegewebe eine erfolgreiche Trainingsplanung erschweren. (Dass ein Muskel immer stärker wird und dass Sehnen usw. nicht nachkommen, ist auch ein großes Thema, wenn es um Verletzungen geht. Auch hier ist PITT PURE eine echte Option, sei es zur Vorbeugung/Prävention oder zur Wiederherstellung/Rehabilitation.)

PITT-Force® hat aus dem bereits gefilterten klassischen Intensitäts-Training den essentiellen Auslöser für Hypertrophie, also die einzelnen intensiven (letztmöglichen) Wiederholungen eines Satzes, extrahiert und in den Vordergrund gerückt. PITT-PURE richtet nun zudem den weiteren Fokus auf das gefilterte wesentliche Element einer einzelnen Wiederholung (die Kontraktion) bei gleichzeitigem Wegfall überflüssigen Stresses aus dem nun entfallenden negativen Part. PITT-PURE kann bei systematischer Anwendung dabei helfen, sture Muskeln auf Vordermann zu bringen und somit oft den entscheidenden Vorteil ausmachen, um aus einem Gut ein Großartig werden zu lassen. Da jedes weitere Maß an zusätzlichem Training aber immer auch ein gewisses Risiko birgt, egal wie ökonomisch und rein positiv es auch sein mag, (da nun mal die Gesamtbelastung unter dem Strich steigt, selbst bei nur reinen positiven Wdh) sollte es nur phasenweise und hauptsächlich bei zurückliegenden Muskelgruppen angewandt werden und dies auch nur in Verbindung/Wechsel von Workouts, die sowohl positive wie exzentrische Bewegungen enthalten. Als alleinige Methode wären die Reize auf Dauer, zumindest im Leistungsbereich, nicht fordernd genug. Erst die gesunde Mischung macht es, wie bei vielen Ideen, die auf Variation abzielen.

Beispiel:
Angenommen, ein Trainierender ist mit seinen vorderen Oberschenkelmuskeln recht zufrieden. Diese sprechen hervorragend auf Kniebeugen an, aber seine hinteren Oberschenkelmuskeln lassen, trotz guter Leistungen im Kreuzheben, zu wünschen übrig und hinken in der Entwicklung stark hinterher. So könnte er nun mit der Hilfe von PITT-PURE folgendermaßen vorgehen:
In der Trainingseinheit „Beine", wo er schwer beugt, macht er auch noch Beinbeuger. Das Beintraining absolviert er auf Grund seines Leistungstands nur einmal die Woche. Jetzt könnte er noch eine oder gar zwei weitere Einheiten unter der Woche einschieben, wo er an den Beinbeuger geht und ausschließlich positive Wiederholungen macht. Am Beintag selbst benutzt er für eine Wiederholung/Kontraktion beide Beine und macht beide Phasen und an den Zusatztagen kontrahiert zunächst ein Beinbizeps bis zur Endposition, dann führen beide Beine das Polster zurück in die Streckung und er macht wieder eine PITT-PURE Wdh usw.. Die negative Phase stellt nun keine Belastung dar und er kann die Vorzüge einer rein positiven intensiven Kontraktion auf sein Konto schreiben. Somit hat der Schwachpunkt „Beinbizeps" eine höhere Frequenz und kann in der Entwicklung aufholen.
Die vorderen Anteile des Oberschenkel und die stark belasteten Bindegewebsstrukturen im Beinbizepsbereich brauchen in diesem Falle eine Woche zur Erholung, aber die kontraktilen Elemente des Beinbizeps, da noch nicht sehr hypertrophiert und somit schneller erholt, sind nach ein bis zwei Tagen längst wieder fit und können aufs Neue stimuliert werden, bevor sie auf das nächste Training mit beiden Kontraktionsweisen warten müssten und eventuell die Mehranhäufung vom Beintag wegen ausbleibender Reize wieder abbauen würden. Schneller und effektiver geht es nicht. Diese Intensitätsvariante lässt sich gut für Waden, Beine und Arme umsetzen. Hauptsächlich an Maschinen, aber mit ein bisschen Geschick und/oder einem guten Trainingspartner geht es auch bei einigen Freihantelübungen.

Zusammenfassend lässt sich sagen, dass sich die Methoden der einfachen Variation in der Praxis bei den Muskelgruppen/Übungen bewährt haben, welche ein Trainierender zu seinen Stärken zählt. Die Methoden der gesteigerten Variationen hingegen finden ihre schwerpunktmäßige Anwendung bei Schwachpunkten („Weak Points"), sturen und/oder genetisch weniger gesegneten Muskeln. Sie dienen aber, egal wie effektiv und unterhaltsam, nur zur Ergänzung und Variation. Das sollte immer bedacht werden. PITT- Force® und seine Variationsarten sollen nicht ein weiterer Abenteuerspielplatz sein. Die verschiedenen Variationsmöglichkeiten sollten eine Ergänzung bieten, die man machen kann und welche man eben nicht nur meint machen zu müssen, weil sie da sind und/oder man hofft durch ihre Verwendung intensiven Anstrengungen aus dem Weg gehen zu können. Die harte Arbeit und das jahrelange schweißgebadete Attackieren der Basics, mit dem Ziel immer stärker und massiver werden zu wollen, bilden immer das grundsätzliche Fundament. Wichtig ist, dass man immer der Versuchung des „Mehr ist besser"-Virus widersteht und sich immer wieder vor Augen hält, das Qualität immer über Quantität siegt. Es gab und gibt auf Dauer leider keine Abkürzungen, keine Wunder, keine Krücken oder Ausweichmethoden – nur hartes, korrektes, beständiges und ehrliches Training!

3. Verlauf der Anpassung

Intensive Muskelkontraktionen, welche das gewöhnliche Maß regulärer Alltagsbelastungen signifikant übersteigen, können für die Muskelzelle selbst, wenn die Anforderungen hoch genug sind, eine bedrohliche Situation darstellen. Der Energiehaushalt und Baustoffwechsel der Zelle, vor allem aber die Proteinsynthese, werden während eines harten Trainings dermaßen gestört, dass zunächst ein starker kataboler (abbauender) Zustand entsteht, welcher im anschließenden Erholungsprozess über- bzw. superkompensiert wird, so dass die angepasste Muskelzelle für zukünftige Situationen dieser Art besser gewappnet ist.
Jedes hochintensive Training ist der Kampf zwischen den eigenen willentlichen Fähigkeiten und der Sturheit des Muskels. Eine Herausforderung zwischen dem, was wir im Moment können und dem, was wir für möglich halten noch zu schaffen und was wir willkürlich bereit sind dafür zu tun. Dabei bewegen wir uns oft auf einer feinen Linie zwischen der Belastungstoleranz und den Anpassungsmöglichkeiten des Gewebes. Unsere Muskeln sichern uns unsere Fähigkeiten zu überleben. Ihr Erhalt und Aufbau gehören immer zu den obersten Prioritäten des menschlichen Organismus.

Jeder Reiz, der auf das Gewebe einwirkt hat immer zwei Seiten und kann überwiegend positiver oder negativer Natur sein und durch den Faktor Zeit bzw. eine vor allem zu lange Reizdauer intensiver Anstrengung, wird auch ein zunächst positiver Reiz ab einem bestimmten Punkt in negativen Stress umkippen. Hemmendes Übertraining entsteht also automatisch immer in dem Moment, wo in den Bereich hoher Leistungsdichte eingetaucht und das individuelle tolerierbare Maß an nötigen Reizen so stark überschritten wurde, dass es nicht mehr kompensiert werden kann. Auch hier entscheiden also individuelle Toleranz, Belastbarkeit und regenerative Fähigkeiten darüber, ob ein Übertrainingszustand noch förderlicher Natur ist (leichtes bzw. tolerierbares Übertraining) oder ob es schon so weit getrieben wurde, dass es hemmender oder gar rein destruktiver Natur ist (schweres bzw. nicht mehr tolerierbares Übertraining, also das klassische Übertraining im eigentlichen Sinne). Die Spanne also, in der sich die effektivsten Reize erzielen lassen und sich mit der Übertrainingszone vermischen, ist mit steigendem Leistungsniveau oftmals hauchdünn. Zu viel und zu wenig liegen nicht selten sehr dicht nebeneinander.

Am einfachen und populären Beispiel Sonnenband lässt sich dieser Umstand sehr leicht veranschaulichen:
Setzen wir unsere Haut intensiven Sonnenstrahlen aus, reagiert sie zunächst mit Anpassung (Schutzreaktion) in Form von verstärkter Bräunung. Halten wir uns jedoch über ein bestimmtes Maß in der Sonne auf, kippt das Spiel um und ein Sonnenbrand ist die unausweichliche Folge. Im schlimmsten Fall wird das Gewebe (in diesem Falle die Haut) durch die zu lange Reizdauer sogar soweit geschädigt, dass schwere Verbrennungen entstehen können (beim Training würde dies Muskelabbau bedeuten).
Auch beim Training können zu starke und vor allem zu lange andauernde Reize ein gegenteiliges Ergebnis bewirken. So wie jede Münze zwei Seiten hat, so haben auch die Reize auf das Muskelgewebe unterschiedliche positive und negative Auswirkungen und dies zudem immer in einer individuell unterschiedlichen Spanne. Ertragszuwächse durch Schlüsselreize (im Satz, im Training, bei Aufnahme eines neuen Programms, Übungen etc.) verlaufen zunächst immer erst **progressiv** und dann **degressiv** (die Ertragszuwächse von Reiz zu Reiz nehmen also im Verhältnis zum Aufwand zunächst zu und anschließend immer mehr ab), bis es letztendlich dazu kommt, dass eine Anpassung gänzlich ausbleibt und der Schatten einer angehäuften Belastungsschuld (Übertraining) überwiegt.

Ein „Mehr“ und „Ständig“ ist also, ob in Bezug auf stimulierende Wdh, Anzahl der Sätze, Übungen und dem Programm generell, immer nur bis zu einem gewissen Grad produktiver Natur und von da an kann mit einem Ansteigen der gegenteiligen Effekte gerechnet werden. Bei der Version der durchgängigen Wdh (und vor allem zu hochvolumigem Training generell) kann dies sehr schnell eintreten, während durch die Pausen bei PITT-Force® diese Situation wesentlich langsamer und zeitlich stark verzögert eintritt. Aber auch hier ist zu beachten, dass der Bogen nicht überspannt wird und das Spiel nicht in destruktive Monotonie verfällt. Im Jahr können ca. zwei bis vier Höhepunkte im Training erreicht werden (Anfänger eher vier oder gar mehr und Fortgeschrittene eher weniger), mit anschließender ein- bis vier-wöchiger Phase verminderten Einsatzes allgemein (dies ist jedoch wie immer nur eine ungefähre Richtlinie und viele

Faktoren spielen hierbei eine Rolle, vor allem die Motivation. Denn letztendlich setzt immer der Geist die Grenzen).

Jedes mehr an Aufwand in Form von intensiven Muskelkontraktionen, als nötig ist, Anpassungen in Form von Wachstums- und Leistungszuwächsen zu erzielen, provoziert die Wahrscheinlichkeit, dass ein Übertrainingszustand entsteht, welcher ein zusätzliches mehr an Energie und Zeit erfordert, um diese unnötige Überlastung zu kompensieren, als eigentlich nötig wäre, um sich von der angestrebten Belastung (Schlüsselreize) zu erholen. Im schlimmsten Fall kippt das Spiel um und es geht soviel Energie und Zeit für den Erholungsprozess aufgrund des Übertrainings verloren, dass für die Superkompensation (Wachstum) keine Reserven mehr übrig bleiben und es am Ende gänzlich ausbleibt. Wird dieses Spiel zu intensiv und/oder zu lange aufrecht erhalten (Dauerstress), können sogar Muskelabbau oder gar schwerer Verschleiß und/oder Verletzungen die Folge sein.
Muskelverlust durch ein gut gemeintes „zu viel", wie man es jeden Tag, in jedem Studio auf dieser Welt, immer wieder aufs Neue erleben kann.

Diese potenzielle Trainingsfalle (man soll zwar alles geben, aber man muss gleichzeitig aufpassen, es nicht zu übertreiben) begleitet den Trainierenden ein Leben lang und wird mit längerer Satzdauer, steigendem Muskelzuwachs und größerer Leistungsdichte immer wahrscheinlicher. Die feine Linie zwischen „genug" und „zu viel" wird immer schmaler und das Verhältnis von Leistung/Anpassung und Belastungstoleranz/regenerativen Fähigkeiten des Muskels verschlechtert sich mit zunehmender Hypertrophie und Leistungsfähigkeit. Wäre dem nicht so, könnte jeder Trainierende irgendwann täglich stundenlang hunderte von Sätzen ausführen und dabei stetig zulegen. Die limitierenden Größen beim Thema Wachstumsgeschwindigkeit waren, sind und bleiben somit immer die eigenen regenerativen Fähigkeiten und die Belastungstoleranz. Wären diese Parameter endlos, wäre ein Trainierender quasi unermüdbar, „unverwundbar" und würde immer stärker werden.

Wachstum geht ja bekanntlich, egal ob physisch oder psychisch, über Schmerzen, aber nicht jeder Schmerz muss automatisch etwas mit Wachstum zu tun haben. Man kann sich ja auch stundenlang mit dem Hammer auf den Muskel hauen oder mit einem Bunsenbrenner bearbeiten (nur ein Bild, bitte nicht nachahmen), aber davon wächst nun mal nicht der Muskel. Nicht einfach härter und schmerzhafter ist besser, nur effektiver sollte besser sein. Anstrengen muss man sich sowieso, aber man soll sich dabei nicht umbringen wollen. Das ist Irr- und Unsinn. Der Muskel wächst von dem was er hebt und nicht von dem, mit was man ihn erschlägt. Nach einem harten Satz spürt man, ob der Muskel wächst. Das lernt man mit der Zeit und es ist ein herrliches Gefühl. Aber es nur unnötig schmerzhafter zu machen, lässt einen irgendwann gar nichts mehr spüren und das hat nichts mehr mit vernünftigem und effektivem Training zu tun.

Einfach nur immer mehr trainieren, ist keine gute Lösung. Bei keiner Methode.
Zumal sich Muskelgewebe, da es stark durchblutet ist und sich relativ schnell erholt, anfänglich scheinbar endlos anpassen kann, aber andere Komponenten des Muskels, wie z.B. das bradytrophe Gewebe immer schlechter nachkommt und einen größer werdenden Tribut von länger werdenden Erholungszeiträumen fordert. Je fortgeschrittener der Leistungsstand, desto mehr sollte der Schwerpunkt des Trainings an den schwächeren Gliedern der Kette, welche eine schlechtere Belastungstoleranz besitzen, orientiert werden. Die Schattenseite des Trainings nimmt immer mehr zu und vermindert immer mehr die positiven Auswirkungen.
Ob nun die Klimakatastrophe unserer Zeit, bedingt durch den hohen CO^2 Wert, aufgrund sämtlicher Ausscheidungsprozesse aller lebenden Organismen auf diesem Planeten verursacht wurde oder ob die übermäßige Abgasproduktion der Industrieländer daran schuld ist, darüber kann man geteilter Meinung sein. Fakt bleibt, dass auch die immer größeren werdenden Abfallstoffe, welche bei immer höherer Leistungsdichte auftreten, die körpereigenen Systeme und die Muskeln strapazieren und somit eine gezieltere und durchdachtere Trainingsplanung nötig machen.
Eine immer smartere Reizspezifität ist erforderlich, damit das Verhältnis von Aufwand und Ertrag befriedigend bleibt. Das Energie nicht endlos ist und sich die Anpassungstoleranz des Muskels relativ verschlechtert bzw. ein hypertrophierter Muskel proportional zum Wachstum immer sensibler wird, ist eine Tatsache, die sich ein erfolgreicher Trainierender nicht gerne vor Augen führt. Schließlich will man ja immer besser, leistungsfähiger und stärker werden und zu denen gehören, die scheinbar alles können und alles zu verpacken scheinen. Aber nach dem Prinzip der Selektion bleiben, wenn es dann weiter auf die harte Tour betrieben wird, nun mal immer nur jene übrig, welche dem vernunftsorientierten Individuum nicht als Maßstab dienen sollten. Und den Fokus auf Erholung, Belastungstoleranz, Ermüdung und die eigene Anpassungstoleranz zu legen, ist bei weitem kein Zeichen von Angst, übertriebenem Zweifel oder Schwäche. Es ist eher eine Form intelligenten Vorgehens, wenn auf die unterschiedlichen individuellen Verhältnisse des eigenen Körpers eingegangen wird, um auf lange Sicht weitere Zuwächse erzielen zu können.

Wer eine effektive Trainingsplanung hat, ein Trainingstagebuch gewissenhaft führt, auf die Biofeedbacksignale des Körpers hört und ab und an mal im richtigen Augenblick den Fuß vom Gaspedal nimmt, wird auf lange Sicht weiter kommen, als ein Trainierender, der unter gleichen Prämissen (willentliche Fähigkeiten, genetische Disposition etc.) nur einfach immer härter und mehr trainiert. Dieses Vorgehen fängt bei den lohnenden Pausen zwischen den Wiederholungen im Satz an, geht weiter über Phasen intensiver Belastungen, welche sich mit Phasen verminderter Belastungen abwechseln (z.B. vier bis sechs Wochen intensives Training mit anschließender ein- bis zweiwöchiger aktiver Erholung bei reduzierter Belastung oder drei Workouts hart und dann eine leichte usw.), über systematische Variationen von Übungen und PITT-Force® Techniken, bis hin zu einer Planung, welche die unterschiedlichen Regenerationszeiten einzelner Muskeln und deren unterschiedlicher Komponenten (Muskelgewebe, Energiedepots bradytrophes Gewebe, ZNS usw.) berücksichtigt, und den Schwerpunkt auf Isolationsübungen und Techniken wie z.B. PITT-PURE (reine positive Kontraktionen, welche die Belastungsschuld auf die elastische Komponente gering halten) ausrichtet.

Auch die unterschiedliche Gewichtung von schweren Grundübungen und Isolationsübungen in den variierenden Trainingsphasen und bei den unterschiedlichen Leistungsprofilen selbst (Anfänger, Fortgeschrittener, usw.) ergibt sich aus der Tatsache, dass jede Übung, Technik oder Programm immer so lange Fortschritte bringt, bis die eigene Belastungstoleranz erschöpft bzw. ein neuer Stagnationspunkt erreicht ist. Während der Anfänger z.B. einen Plan haben kann, der zu 90% aus Basics und zu 10% aus Isos besteht, so dreht sich das Verhältnis beim weit Fortgeschritten im Laufe seiner „BB-Karriere" immer mehr um, bis es sogar das umgekehrte Ausgangsverhältnis besitzen kann (vor allem, wenn viel Detailarbeit an großen Muskeln, wie z.B. dem Rücken, nötig ist oder aus verletzungstechnischen Gründen nur noch eine schwere Grundübung für den Bereich herhalten kann und ein Sortiment von geeigneten Maschinen die übrigen Winkel attackieren muss).
Man sollte sich einfach nur bewusst machen, dass es zwar nötig ist, bis zu einer gewissen Grenze zu gehen und evtl. gar ein paar Schritte darüber hinaus, aber dass auf Dauer jeder Schritt nach vorne, jeder Erfolg eine Rechnung in Form von gestiegener Erholung fordert, die man geschickt ausbalancieren muss, um weitere Zuwächse zu ermöglichen.

Versuchen wir das einmal an einem Beispiel zu verdeutlichen. Wichtig: Muskeln wachsen nicht in Zahlen oder Kilogramm. Dass ein Muskel sich verbessert hat, heißt noch lange nicht, dass eine Wdh mehr und oder ein paar Kilogramm mehr gehoben werden können. Auch lässt sich ein Reiz, egal ob auslösender Natur oder nicht, nur schwer in Zahlen und Wdh exakt messen. Zahlen und Gewichte sind nur bedingte Indikatoren, die auf Dauer zeigen sollen, ob man den richtigen Kurs fährt. Die folgenden Zahlenbeispiele sollen nur bildhaft verdeutlichen, dass es auf lange Sicht sinnvoller ist, bei Erreichen eines Plateaus einen Schritt zurückzugehen, um anschließend zwei Schritte nach vorne zu kommen.
Ein Trainierender, der recht fortgeschritten und talentiert ist, hat es mit einem klassischen Pensum von zwei Übungen mit jeweils zwei schweren Sätzen zu je zehn durchgehenden Wiederholungen pro Satz, für eine Muskelgruppe auf ein gutes Niveau gebracht. Er legte beständig an Kraft und Masse zu. Er konnte dieses Pensum gut kom-

pensieren, für seinen Körper war dieses Maß an Training und Übertraining gut tolerierbar, Wachstumsphase und Erholungsphase waren bis zum nächsten Training jeweils gemeinsam abgeschlossen und er konnte jedes Mal mit Begeisterung und Motivation weiter gut zulegen. Angespornt durch den Erfolg und dem Willen nach mehr, erhöhte er sein Pensum auf drei Übungen, bei jeweils zwei schweren Trainingssätzen pro Übung. Dies brachte, wenn auch diesmal langsamer, abermals eine Steigerung in den Kraftleistungen und ein weiteres Mehr an Muskelmasse.

Nach einen halben Jahr mit diesem Programm und weiteren leichten Steigerungen ist er jedoch an einem Punkt angelangt, wo sein Körper immer länger zur Erholung braucht und scheinbar gar nicht mehr mit Wachstum reagieren will. Er hat seine Toleranzgrenze erreicht bzw. das anfallende Übertraining fordert immer mehr Energie und Zeit und es bleiben keine Reserven mehr fürs Wachstum übrig, so dass eine überschießende Reaktion des Muskels bzw. weitere Massezuwächse ausbleiben. Jeder seiner schweren Sätze beinhaltet eine letztmögliche, hochintensive Wdh am Ende des Satzes, bevor Muskelversagen weitere reizsetzende Wdh verhindert. Er macht also insgesamt 60 Wdh pro Muskel, wovon 6 Wdh bisher hochintensiv und somit wachstumsauslösend waren. Aufgrund seiner guten Belastungstoleranz hat er bei diesem Pensum bislang gute Fortschritte erzielen können. Er kann ein hohes Maß an Reizen und vor allem ein zuviel gut kompensieren. Aber die Kehrseite der Medaille, der Stress der Belastung und die damit verbundene Forderung des Körpers nach Erholung, verlangen einen immer größeren Tribut. Er fühlt sich immer mehr kaputt und antriebslos, obwohl er das Gefühl hat, dass diese Belastung doch bisher gut zu meistern war und er bekommt einen immer schlechteren Pump. Er fühlt sich unmotiviert und leer. Zudem scheinen Spiegel und Maßband keine weiteren Erfolge mehr vorzubringen.

Er entscheidet sich, noch einen weiteren Satz pro Übung und noch eine Übung für den jeweiligen Muskel, in sein Pensum aufzunehmen. Er macht also nun, mit neuer Motivation und Hoffnung gewappnet, traditionelle 12 Sätze und 120 Wdh insgesamt. Wovon wiederum ca. 12 (wie schon angedeutet, dies ist nur ein hypothetisches Beispiel, ein Trainierender schafft evtl. 2 bis 3 reizauslösende Wdh, ein anderer evtl. nur eine Wdh in nur jedem zweiten oder dritten Satz. Bei allen Reaktionen gibt es immer eine individuelle Spanne von Möglichkeiten, aber nur die allerwenigsten schaffen mehr als ein bis zwei hochintensive Wdh pro Satz bei traditioneller Ausführung) stimulierend sind. Durch die veränderte Belastung, vor allem durch das Mehr an Reizen wie bisher, kommt es zunächst in den ersten Wochen zu einem erneuten Reagieren der Muskeln auf die größere Anforderung. Muskeln stehen immer im Mittelpunkt unseres körperlichen Daseins. Sie dienen dem Überleben und werden zunächst immer wieder versuchen, sich erneut einer Notsituation anzupassen, bis alle Kapazitäten endgültig erschöpft sind.

Aber die gemeinsamen Zinsen aus bereits bestehender Belastungsschuld und erneuter Mehrbelastung, verstärken die Übertrainingssymptome nur noch weiter und der Trainierende hat immer mehr das Gefühl, dass es gar nicht mehr vorwärts geht. In einigen Übungen wird er sogar stetig schlechter. Er hat chronische Schmerzen in den Muskeln und sein Appetit wird immer geringer. So geht er dann die nächsten Jahre, mit ein und derselben Leistung unzufrieden ins Studio, mit dem schwachen Trost, doch schon wenigstens mit seinem Pensum, einiges an Muskelmasse erreicht zu haben. Somit bleibt er an einem Punkt stehen, welcher ihn nicht mehr weiter bringt, weil der Körper nicht mehr aus dem Übertraining heraus kommt und sämtliche Energiereserven für die Erholung verbraucht werden. Gleichzeitig kann er auch nicht zu seiner Philosophie „Mehr ist besser“ wieder zurück. Er kann sich nicht vorstellen, dass dies mehr bringen soll und zudem hat er dabei ein schlechtes Gewissen bzw. stellt ein weniger an Umfang mit Faulheit gleich. Sein Körper hat sich an dieses hohe Maß an Aufwand gewöhnt, ohne dass ein weiterer Fortschritt möglich ist. Ein konventionelles Reduzieren des Umfangs käme auf Dauer dem Organismus einer gesunken Belastung gleich und es könnte dann sogar passieren, dass es zu größeren Leistungseinbußen kommt.
Nach vorne kann er nicht, weil es nicht mehr geht und er das Pensum einfach nicht mehr noch weiter steigern kann und zurück will er nicht, weil er Angst hat, das zu verlieren, was er bisher erreicht hat.
Ein Trainierender macht also solange Fortschritte, bis er seine eigene Toleranzgrenze erreicht hat. Diese Grenze kann individuell sehr unterschiedlich sein. Macht er auf diesem Plateau weiter wie bisher, geht es kaum noch vorwärts und wenn alle Reserven lange genug ausgeschöpft wurden, geht es oftmals sogar eher schmerzhaft bergab. Eine häufige und bedauernswerte Situation im Studioalltag.

Viele Trainierende handeln so bzw. würden alles mögliche tun, um den Zustand zu wahren, in dem sie zur Zeit verharren, nur um das, was sie im Augenblick haben, auch wenn sie damit nicht zufrieden sind, nicht zu verlieren, statt einen neuen Weg einzuschlagen, der sie weiter verbessern würde. Ein neuer Weg ist mit den Wörtern Risiko und Angst verbunden und die Angst vorm Versagen, ein stures Ego und ein möglicher Verlust des Bisherigen, sind oftmals stärker als der Traum, noch viel weiter gehen zu können.
Unser Trainierender ist jedoch schließlich so mutig, sich auf einen neuen Weg einzulassen und schraubt sein Pensum herunter auf zwei Übungen für den Muskel, bei einem schweren Satz pro Übung und einzelnen Wiederholungen im PITT-Force® Modus mit dem Ziel, bei jedem Training die 20 Wdh mit dem dafür geeigneten Gewicht zu erreichen. Gleichzeitig wird ein weiterer Pausentag eingeschoben und eine konzentrierte und optimierte Bewegungsausführung absolviert. Sein Training dauert nun nur noch halb so lang und er fühlt sich zwar nach dem Training auch sehr erschöpft, aber er

muss nicht mehr tagsüber die ganze Zeit mit ständiger Übermüdung und Antriebslosigkeit kämpfen. Zudem spürt er deutlich, wie Leistung und Motivation steigen und er wieder Zuwächse verzeichnen kann.
Sein Training besteht nur noch aus ca. 40 Wdh insgesamt, wobei hier von nun bis zu 20 Wdh „letztmöglichen-Wdh-Charakter" haben und somit hochintensiv und letztendlich wachstumsstimulierend sind. Er hat also gleichzeitig die Anzahl an produktiven, intensiven Wdh erhöht, während die Menge an übrigen, wenn überhaupt nur gering stimulierenden und energiefordernden Wdh, nun auf ein Bruchteil im Vergleich zum bisherigen Pensum gesunken ist. Erhöhung des intensiven Anteils bei gleichzeitiger Reduzierung des unnötigen Umfangs. Übertraining wurde also auf ein gesundes Maß minimiert und Belastungstoleranz und Erholung werden nicht mehr weiter gnadenlos überfordert. Es bleibt mehr Energie fürs Wachstum übrig und unser Trainierender stürmt wieder voller Euphorie ans Eisen.

Auch wenn PITT-Force® vom eigentlichen Leistungsgedanken, in Bezug auf die verrichtete Arbeit, weggeht (wenn z.B. ein Gewicht von 100 kg in der regulären Ausführung von durchgehenden Wdh 10 mal bewegt wird und dies in ca. 10 Sekunden geschieht, ist dies physikalisch gesehen eine größere Leistung, als wenn dasselbe Gewicht 20 mal im PITT Modus gehoben wird und dies in ca. 60 Sekunden passiert)- in Bezug auf die Dichte der stimulierenden „letztmöglichen" Wdh jedoch, ist die Leistung und der damit verbundene **„Impact of the force"** und der daraus resultierende metabolische Impuls auf das Gewebe um ein unschlagbar Vielfaches größer, intensiver, stärker und vor allem stimulierender. Um mal bei dem Beispiel zu bleiben: Der Trainierende, welcher das Gewicht von 100 kg in der Übung 10 mal gehoben hat, macht noch seine weiteren rituellen 11 Sätze und hat am Ende somit 12 letztmögliche Wdh absolviert. Einschließlich Erholungspausen zwischen den Sätzen, etwas „Smalltalk", einem „Supershake" an der Studiotheke, „simsen" mit dem Handy sich brüsten vor dem Spiegel usw. dauert die ganze Tortur mindestens eine Stunde.
Bei PITT-Force® hingegen, wo nur zwei hochintensive Sätze ausgeführt werden, dauert es insgesamt selbst mit ausgiebiger Pause zwischen den Übungen, höchstens eine knappe Viertelstunde. Also stehen dann in der Endrechnung bis zu 20 stimulierende Wdh in nur 15 Minuten auf der einen Seite, gegen nur 12 Wdh in dem Vierfachen an nötiger Zeit auf der anderen. Die Leistungsdichte in Bezug auf das wesentliche Element und die Zielsetzung des Trainings ist also signifikant gestiegen, ohne den Körper dabei sinnlos auszupowern oder übermäßig zu schlauchen.

Auch wenn dies nur ein fiktives Beispiel ist und es evtl. schwer an „Erbsenzählerei" von Papierexperten erinnert, so sind solche und ähnliche Fälle seit den Anfängen meiner Trainerlaufbahn an der Tagesordnung. Immer war es zunächst so, dass die Begriffe Umfang und Intensität verwechselt wurden, und trotz fortgeschrittener Stagnation war

erst Skepsis in den Augen des Zuhörers zu sehen. Meistens handelte es sich hierbei um zwei extreme Lager: Jene Trainierende, welche stets mit viel zu hohem Volumen (viele Übungen und Trainingssätze) und zu geringer Intensität im Satz trainierten und die Trainierenden, welche zwar mit einem sehr geringen Volumen (z.B. klassisches Einsatztraining), aber auch einer damit verbundenen, viel zu hohen Intensität (also bis zum Versagen und /oder gar darüber hinaus, mit Hilfe der zusätzlichen Anwendung von gefährlichen und völlig überflüssigen Intensivtechniken) trainierten.
Erst der erfolgreiche Selbstversuch brachte schlagartig die Einsicht, dass es weder nötig ist, sich stundenlang am Eisen zu foltern, noch Wiederholungen länger in konventioneller Weise, sprich durchgehend, zu absolvieren.
Die spürbare sofortige Wirkung bei PITT-Force® mit so vielen stimulierenden Wdh wie möglich (und dies in vor allem kürzerer Zeit), ist einfach zu überzeugend und die anschließenden Resultate oftmals unglaublich. Im Vergleich zu der bisherigen Wachstumsgeschwindigkeit war jeder Trainierender, jeder Athlet und auch jeder „alter Hase" sofort überzeugt und mehr als hellauf begeistert.

Zu Aufnahme des Trainings gehen Wachstum und Erholung noch Hand in Hand. Beides läuft größtenteils parallel ab, so wie überhaupt viele Vorgänge im Körper gleichzeitig geschehen. Es ist also **nicht** so, wie oft überzogen dargestellt, dass zunächst die Erholung nach Tagen abgeschlossen sein muss, bevor dann Wiederherstellung und Wachstum eintreten. Man ist nicht einen Tag „anabol" und einen anderen Tag „katabol". Anabole und katabole Prozesse geschehen ständig und zur gleichen Zeit überall im Körper und somit auch in der Muskulatur. Immer und zu jeder Zeit, Tag und Nacht. Entscheidend ist, was vor Ort überwiegt und im Sinne des Körpers dringlicher zu erledigen und somit schwerpunktmäßig zu gewichten ist. Wenn jedoch Erholungskurve und Wachstumskurve immer weiter auseinander klaffen oder gar kein Wachstum mehr angeregt wird und nur noch ein übermäßiger Energieverbrauch und Gewebeverschleiß und dessen Behebung das Hauptaugenmerk der durch Training bedingten physiologischen Vorgänge beinhaltet, kann die zweitschönste Hauptsache der Welt schnell zu Frust, Enttäuschung und vor allem Motivationsverlust führen. Und das muss einfach nicht sein, wo es doch mit den Prinzipien von PITT-Force® auch wesentlich effektiver geht.
Hypertrophie bzw. die Neubildung von Muskelgewebe erfordert eine Menge Energie und Zeit. Es wird oft vergessen, dass etwas Neues quasi aus dem Nichts erschaffen wird. Ein für den Körper unglaublicher Akt, eine Genesis, welche nicht einfach nur mal eben passiert, weil man die Studiomitgliedschaft unterschrieben hat und jeden Tag im Studio abhängt, um die Geräte anzuwärmen. Wird der Körper durch chronisches Übertraining jedoch dazu verdonnert, alle Energien und Nährstoffe zur alleinigen Behebung dieses Schadens zu verbrauchen, um praktisch in erster Linie einfach nur sein

Fortbestehen zu sichern, bleibt für das angestrebte Wachstum oftmals leider nicht viel übrig.

Das Training auf Kraft und Muskeln soll Kraft, Muskeln und Energie bringen und nicht nur einfach immer mehr Kraft kosten. Man kann viel machen und sicher auch viel trainieren, aber es reicht, wenn man das Wesentliche macht und der Körper auch nur das damit verbundene Maß an Überlastung kompensieren muss. Wenn man monatelang auf Fortschritte warten muss, und Kraft- und Umfangszunahmen in allen Bereichen nur bescheiden ausfallen, dann läuft meist schon etwas Gravierendes falsch. Man kann schneller übertrainieren als man denkt. Unser Körper ist in mancher Hinsicht sehr empfindlich, wobei sich dies nicht sofort bemerkbar machen muss. Letztendlich dauert es schon einige Zeit, bis die eigenen regenerativen Kapazitäten und die Belastungstoleranz komplett erschöpft sind. Aber soweit sollte und braucht es einfach nicht kommen. Bei richtiger Dosierung des Trainings sollte man immer weitere Zuwächse verzeichnen können, selbst wenn diese nur minimal, schubweise oder alle paar Wochen auftreten. Man kann sich immer weiter verbessern, ein (Trainings-)Leben lang. Wenn man nur wirklich will und zudem nicht nur weiß, was man tun muss, sondern auch wirklich tut, was man weiß.
Alles nur eine Frage der Methode und der Motivation.

3. Praktischer Teil

Trainingsaufbau

Egal wie effektiv ein Training auch ist, alles braucht ein Maß an Vorbereitung und individuelle Planung. Etwas lesen, behalten, verstehen und vor allem umsetzen sind verschiedene paar Schuhe. Folgende Anleitungen sollen helfen, das eigentliche Training in Bezug auf seine Rahmenbedingungen zu optimieren.

Mentale Vorbereitung

Es gibt Personen, die sofort hellwach und topfit sind, wenn sie aus dem Bett aufstehen und es gibt Personen, die erst eine kleine Anlaufzeit brauchen, um in die Gänge zu kommen. Beim Training ist es oft genauso. Nicht jeder kann von jetzt auf gleich seinen Körper auf Turboleistungen umschalten. Deswegen ist es nötig, sowohl seinen Körper als auch den Kopf, auf das harte Training vorzubereiten. Körperliches Aufwärmen alleine genügt nicht, wenn man im Training seine Grenzen erkunden will. Der Körper folgt immer dem Geist und deswegen ist es wichtig, dass auch die mentalen Umstände ans Training angepasst werden.

Suchen Sie sich optimale Bedingungen für ein Training. Suchen Sie ein Studio mit der richtigen Atmosphäre und einer guten Geräteausstattung.
Neben der Motivation ist die **richtige Atmosphäre** ein wesentliches Kriterium. Am besten eignen sich hierfür Studios oder Vereine, wo auch auf Leistung trainiert wird. Kleine, persönliche Studios sind hierzulande dafür am besten geeignet. Dort geht es zum Glück meist noch um Training und nicht nur um Kommerz und hohe Mitgliederzahlen um jeden Preis. Sparen Sie ja nicht am Mitgliedsbeitrag auf Kosten Ihrer Erfolge. Wenn es nichts kostet, ist es nichts wert. Das gilt nicht nur für so manche Luxusgüter in dieser Welt, sondern auch für Ihr Muskelwachstum. Falls Ihre Trainingsstätte nicht über Möglichkeiten wie Kreuzheben (Hebeplattform) und Kniebeuge (Powerrack) verfügt und falls Ihr Trainer nicht sonderlich von diesen Übungen begeistert ist, melden Sie sich noch zusätzlich in einem Gewichtheber-/Kraftdreikampfverein an.

Gehen Sie nicht einfach zum Training, als wäre es ein notwendiges Übel. Training ist purer Spaß und das Beste, was man im Leben tun kann. Seien Sie konzentriert und entschlossen. Halten Sie sich stets bewusst ihre Ziele und das anstehende Training, noch bevor Sie das Studio betreten, vor Augen.
Setzen Sie sich schon gedanklich vor Aufnahme des Trainings mit den Übungen und Gewichten, welche Sie erwarten, auseinander. Es gibt Trainierende, die denken den ganzen Tag an Training und Muskeln, aber im Training selbst an die Sorgen und Nöten

des Alltags. Machen Sie es nicht so. Schalten Sie sämtliche Gedanken, welche nicht dem Training förderlich sind, aus. Machen Sie sich bewusst, warum Sie ins Studio gehen und was Sie erreichen wollen, warum Sie es erreichen wollen und was Sie in diesem Moment bereit sind dafür zu tun. Es gibt kein „Morgen“, kein „nächstes Mal“ und es gibt auch kein „vielleicht“ oder „später“ - es zählt immer nur das hier und jetzt.

Motivation ist und bleibt die absolute Grundvoraussetzung für ein erfolgreiches Training. Der Zweck heiligt die Mittel und Sie sollten jede Methode, welche der Motivation dient und die Flamme der Leidenschaft schürt, nutzen. Motivation kann man nicht erzwingen oder gar kaufen. Aber man kann vorhandene Motivationen wecken, am Leben erhalten, antreiben und sich mit Hilfe von „Ankern“ direkt ins Bewusstsein holen. Alles was dazu dient, Sie auf Hochtouren zu bringen, ist erlaubt. Dies kann auf vielfältige Weise geschehen, z.B. durch Lesen und Anschauen von Bodybuilding-Magazinen, Trainingsvideos, hören inspirierender Musik , Wettkämpfe live anschauen oder gar sich oder andere auf sie vorbereiten, kleine Wettkämpfe oder Wetten mit dem Trainingspartner, Visualisierungen, Affirmationen, Selbsthypnose, schriftliches Fixieren von Zielen und Erfahrungen im Trainingstagebuch, Merkzettel in der Wohnung verteilen (z.B. am Badezimmerspiegel usw.), Aphorismen, Meditation, autogenes Training, ein Fototermin, der Sie motiviert in Form zu kommen usw..

Führen Sie ein Trainingstagebuch, in dem Sie alles, was mit ihrem Training zu tun hat, aufzeichnen. Schreiben Sie sich zwei Wörter ganz dick vorne drauf: **Geduld** und **Beständigkeit.** Loben Sie sich selbst, wenn Sie eine gute Leistung vollbracht haben und versuchen sie einen Weg zu finden, sich bei nicht so guten Tagen für das nächste Mal noch umso mehr anzufeuern. Ich persönlich mache mir z.B. immer einen Pfeil nach oben, wenn ich das Gefühl habe, dass ich beim nächsten Training mehr nehmen kann und einen Pfeil nach unten, wenn das Gewicht an diesem Tag noch zu schwer war. Ein waagerechter Strich steht dafür, dass ich erst einmal bei dem Gewicht solange bleibe, bis es keine Herausforderung mehr darstellt. Ein „Smilie“ oder ein Stern bedeutet eine Verbesserung oder gar Rekord (mehr Wdh oder mehr Gewicht).

Alles hat seine guten Seiten, auch Rückschläge. Es ist gar nicht schlimm, wenn man einen schlechten Tag hat oder es mal nicht so gut läuft. Entscheidend ist, dass man sich immer wieder fasst, mental aufbaut, an das Eisen geht und niemals aufgibt. Wer gewinnen will, muss auch verlieren können und alles hat, egal wie es zunächst erscheint, immer einen Sinn.
Schreiben Sie schon vor dem Training auf, was sie tun wollen. Notieren Sie, bevor Sie ans Eisen gehen, welche Gewichte Sie heben wollen und welche Übungen sie machen wollen. Wenn Sie es vorher aufschreiben, müssen Sie das Pensum voll durchziehen. Durchstreichen und Aufgeben gilt nicht. Die kleinsten Gewichtsscheiben (**0,5kg** bis

1,25kg Scheiben) im Studio sollten Ihre **besten Freunde** sein. Versuchen Sie diese so oft wie möglich, produktiv, quasi als kaum bemerkbare Gewichtserhöhung, mit einzubringen. Somit kommt man in kleinen Schritten, bei fast jedem Workout, seinen Zielen immer näher und wird so beinahe unausweichlich immer stärker. Setzen Sie sich positiv unter Druck. Die eigene Trägheit kann sehr stark sein und wenn Sie schon vor dem Training die Gewichte und Übungen notieren, welche Sie machen wollen, gibt es kein zurück mehr. Sie können anderen etwas vormachen, aber niemals sich selbst. Eine Herausforderung ist dazu da, gemeistert zu werden. Wenn Sie den Satz schon im Kopf gemeistert haben (bildhafte Vorstellung), dann ist der Rest nur noch ein Spaziergang. Nur eine Wdh mehr als beim letzten Mal und/oder eine klitzekleine Steigerung von einem halben bis einem Kilo, können schöne Tagesziele sein.

Niemand kann Sie davon abhalten Muskeln aufzubauen. Keine Macht der Welt kann Sie daran hindern, ein erfolgreiches Training zu absolvieren. Nichts kann Sie ablenken, wenn Sie es nicht zulassen. Es gibt kein „das kann ich nicht“, „das ist zu schwer“ oder „das schaffe ich nicht“. Streichen Sie diese Sätze für immer aus Ihrem Kopf und vergessen Sie solche negativen Blockaden für immer.

Versuchen Sie ständig den Punkt in Ihnen zu finden, welcher den Schalter auf Vollgas umlegt. Suchen Sie immer nach Strategien, sich im richtigen Moment mental zu „pushen“. Rufen Sie sich Situationen ins Gedächtnis, welche Sie inspirieren, Momente in Ihrem Leben, welche Ihnen wichtig waren und Ihnen das Gefühl geben, alles erreichen zu können. Machen Sie sich bewusst, über welche scheinbar grenzenlose Energie Ihr Körper verfügt und dass die meisten Barrieren nur geistiger Natur sind.

Wenn Sie eine Stufe erreicht haben, bei der Sie so langsam Angst bekommen vor den anstehenden Herausforderungen, dann freuen Sie sich über dieses Gefühl. Genießen Sie die Erregung und nutzen Sie diese zu Ihrem Vorteil. Es ist keine Schande, Angst zu haben. Sie können Angst für sich nutzen oder gegen Sie arbeiten lassen. Entscheiden Sie selbst. Das Training mit Gewichten ist, bei korrekter Technik und im aufgewärmten Zustand, mit eine der verletzungsärmsten Bewegungsformen überhaupt. Was kann schon passieren, wenn Sie es nicht schaffen? Sie versagen mit dem Gewicht oder bekommen evtl. einen starken Muskelkater...ja und?! Versagen ist nichts Schlimmes und Angst nur ein Gefühl. Niemand hat je behauptet, dass es ohne Hürden abläuft. Sie wurden für Wachstum geboren und Ihr Körper wurde für Belastungen geschaffen. Ein Mensch wächst am Widerstand und nicht am komaartigen Verfaulen auf der Fernsehcouch.
Das einzige, was man falsch machen kann, ist nicht zu trainieren und die einzige Sünde, die es gibt ist, den Mut zu verlieren.

Unser Körper hat auf das, was wir mit ihm vorhaben, eigentlich keine richtige Lust. Er ist wie ein kleines Kind, das zuerst „kein Bock“ hat, mit zu den neuen Bekannten zu fahren, aber wenn es einmal da ist, nicht mehr wieder weg will. Unser Unterbewusstsein ist sehr stark und es wird sich immer Tricks einfallen lassen, um uns ein hartes Training madig zu machen, damit die Trägheit weiter die Oberhand gewinnt. Es wird immer wieder störende Signale, negative Gedanken und faule Ausreden aussenden, welche Zweifel und Schmerzen verstärken und den eigenen Willen zu schwächen versuchen. Lassen Sie das niemals zu. Seien Sie nicht wie viele Menschen unserer sitzenden Gesellschaft, welche sich der Trägheit ergeben haben, ein Gefangener des eigenen Körpers. Halten Sie das Ruder immer fest in der Hand. Glauben Sie immer fest an das, was sie tun und dass Sie es auf jeden Fall schaffen.

Nicht weil es schwer ist, versuchen Sie es nicht, sondern weil Sie sich nicht trauen, ist es schwer.

Geben Sie niemals auf, glauben Sie an das, was Sie erreichen wollen und verbannen Sie jeglichen Zweifel aus Ihrem Denken.

Nichts und Niemand auf der Welt kann Sie davon abhalten, Muskeln aufzubauen, außer Sie selbst. Vergessen Sie das niemals.

Aufwärmen

PITT-Force® ist kein Fitness-Training oder gar Beschäftigungstherapie in Kursformat. Gehen Sie also niemals unaufgewärmt an die Gewichte. Wärmen Sie sich stets mit Hilfe leichter körperlicher Bewegung gründlich auf. Das ist der beste Schutz vor Verletzungen und eine essenzielle Grundlage, um beim Training das Beste geben zu können.

Vergessen Sie unsinnige und energieraubende Methoden, um sich aufzuwärmen.

Es ist schon schlimm genug, dass es aufgrund von Propaganda und Unwissenheit soweit gekommen ist, dass „hochmoderne Cardiogeräte“ einen immer größeren Einzug in den Studios finden. Diese größtenteils unnützen und teilweise sogar gesundheitsgefährdenden und vor allem aber überteuerten Geräte finden in einem sinnvollen Aufbauprogramm keine Anwendung. Je eher Sie diese Geräte meiden, desto eher verschwinden sie auch irgendwann wieder aus einer Welt, in der sie von Anfang an nichts verloren hatten.

Es gibt viele einfache und effektive Wege, sich allgemein aufzuwärmen. Dies können z.B. ganz einfache und nützliche Gymnastikübungen sein (Kniebeugen, „Hampelmann“, Seilchenspringen, Laufen auf der Stelle usw.), Bauchübungen, ein paar leichte Sätze mit ein paar 5 kg Kurzhanteln für alle möglichen Übungen, diverse leichte Zugübungen am Zugturm für ein paar grundlegende Bewegungen, einige leichte Durchgänge an Maschinen, mit denen alle möglichen Bewegungen locker und mit vielen Wdh kurz durchgegangen werden usw.

Auch Dehn- und Lockerungsübungen sind nicht verkehrt. Wenn auch die Meinungen über Sinn und Unsinn von Dehnübungen weit auseinander gehen und selbst wenn es keine direkten Vorteile bei der Kraftentwicklung bringen sollte, ich persönlich halte es für extrem wichtig, dass man ein Leben lang beweglich bleibt. Die vielfältigen Vorteile von Dehnübungen sind einfach zu kostbar, als dass man sie nicht auch für seine Zwecke nutzen sollte. Zudem verbessern Dehnübungen das Biofeedback für die einzelnen Muskeln. Es ist also eine hervorragende Methode, um seine Muskeln besser zu spüren. Ich empfehle, an jede Dehnübung für den entsprechenden Muskel eine Gegenbewegung, in der man denselben Muskel kontrahiert, anzufügen. Dies verbessert den Kontakt zum Muskel und unterstreicht die Aussage:
„Einen Muskel, den man auch ohne Gewichte hart anspannen kann und spürt, kann man besser im Training erreichen und entwickeln."
Dehnübungen mit anschließender Kontraktion kann man auch an trainingsfreien Tagen machen, um die Erholung zu unterstützen. Allerdings sollte das Dehnen auf die eigenen Bedürfnisse ausgerichtet sein. Eine extreme Elastizität wie die einer Ballerina oder eines Kung-Fu Künstlers, ist zwar schön anzusehen, aber für unsere Zwecke sicher nicht nötig. Eine leichte Dehnung für ca. 10 bis 15 Sekunden sollte ausreichen. Wippen und Rucken Sie auf keinen Fall in der gedehnten Position nach. Bei stark aufgepumpten Muskeln sollten sie, wenn überhaupt, nur sehr vorsichtig dehnen und vor allem nicht überstrecken. Warten Sie lieber, bis sich der Pump etwas gelegt hat (der Pump selbst ist schon in gewisser Weise eine Dehnung der Fasern bzw. eine Form der Entspannung des Muskels).

Vorteile des Dehnens

Dehnen kann sowohl zum Aufwärmen als auch zum Abwärmen („Cool Down") angewandt werden.
Dehnen hält die Bindegewebsstrukturen weich und elastisch. Ob sich nun Muskeln verkürzen können oder nicht, mag Ansichtssache sein. Aber verkürzte Sehnen und Bänder und „steife Knochen" sind sicher kein Wunschziel eines ernsthaft Trainierenden.
Dehnen erhält und fördert die Beweglichkeit und dies ist bei vielen Übungen von großem Vorteil.
Die kleinen Organe im Muskel, welche sich bemerkbar machen, wenn ein Muskel gedehnt wird oder stark kontrahiert, werden durch das Dehnen auf die hohen Belastungen vorbereitet. Inhibitorische Effekte bei der Kraftentfaltung werden somit abgeschwächt.

Dehnen an trainingsfreien Tagen fördert die Durchblutung, senkt den Muskeltonus (Muskelgrundspannung) und unterstützt somit den Erholungsprozess.

Zudem glaube ich an die Theorie (ich sage bewusst „glaube“, etwas von dem man meint es zu wissen, ohne es beweisen zu können, das glaubt man), dass es Vorteile hinsichtlich Muskelaufbau bringt, wenn die Faszie (Muskelhülle) regelmäßig gedehnt wird, quasi als Vorbereitung, um mehr Platz für das größere Muskelvolumen zu schaffen.

Machen Sie vor jedem Trainingssatz so viele Aufwärmsätze wie nötig, um die Muskeln gründlich auf die Belastung vorzubereiten.
Dies kann von Übung zu Übung unterschiedlich sein, aber zwei bis drei Sätze sollten es schon mindestens sein. Gerade schwere freie Langhantelübungen wie Kniebeugen, Kreuzheben, schweres Drücken usw. erfordern oft mehr als nur ein paar Aufwärmsätze.

Satzaufbau

Gehen Sie bei solchen Übungen folgendermaßen vor:

Beispiel Kniebeugen für ein Trainingssatzgewicht von 140 kg:

Satz 1	60 kg	20 Wdh
Satz 2	80 kg	15 Wdh
Satz 3	100 kg	3 Wdh
Satz 4	125 kg	3 Wdh
Satz 5	135 kg	3 Wdh
Satz 6	140 kg	Trainingssatz (10-20 Wdh)

Wärmen Sie sich also mit einigen sehr leichten Sätzen für viele Wdh (ruhig durchgehende Wdh, zum Aufwärmen ist das o.k.) gründlich auf und nähern Sie sich anschließend schrittweise Ihrem Trainingsgewicht für diesen Tag. Vergessen Sie Geschichten wie „Pyramiden“-Training oder „jeder Satz sollte bis zum Versagen ausgeführt werden“ usw., wo schon vor Erreichen des Trainingsgewichtes sinnlos Energie und Kraft, welche nachher im entscheidenden Satz fehlt, verpulvert wird und man schon vor dem eigentlichen Trainingssatz übermäßig ermüdet. Das ist für unsere Zwecke kontraproduktiv. Nur weil etwas für jeden Laien leicht nachzuvollziehen ist und es sich theatralisch anhört, muss es noch lange kein Sinn machen.
Durch das langsame Herantasten an das Trainingsgewicht, bei nur ca. drei Wdh pro Satz, wird der Körper auf die höhere Belastung vorbereitet, ohne sich vorher unnötig zu verausgaben. Entscheidend ist der Trainingssatz. Die Sätze davor die-

nen nur dem Aufwärmen und der mentalen Vorbereitung auf das eigentliche Spektakel.
Weichen Sie der Herausforderung nicht aus, indem Sie schon vorher versuchen, bei den Aufwärmsätzen ihr Ego zu befriedigen. Mit leichteren Gewichten als Ihrem Trainingsgewicht, endlose fordernde Sätze und Wdh zu absolvieren, ist nur eines von vielen Ausweichmanövern und Krücken, um sich vor dem schweren Training zu drücken. Sie können damit vielleicht andere im Studio beeindrucken und evtl. ein Staunen hervorrufen, aber zu leichte Spannungszustände verdienen es nicht, sich länger als nötig mit ihnen aufzuhalten.

Wichtig:
Nehmen Sie sich alle Zeit, die nötig ist, um sich auf einen produktiven Satz vorzubereiten. Es gewinnt nicht der, welcher sich am längsten im Studio aufhalten kann, aber es gewinnt auch nicht der Schnellste. Hetzen sie nicht und führen Sie auch nie einen Kampf gegen die Studiouhr. Ich erlebe es immer wieder, dass gerade Trainierende, welche zuvor stundenlang im Studio waren, bei Neuaufnahme eines kurzen und intensiven Trainings genau in die gegenteilige Richtung ausschlagen. War es zuvor fast unmöglich, sie von der negativen Wirkung eines zu langatmigen Marathontrainings zu überzeugen, so überspitzen sie nun die positiven Auswirkungen eines kurzen und knackigen Trainings, ohne dabei zu bemerken, dass abermals die Konzentration aufs Wesentliche und ein gewissenhafter Einsatz am Eisen auf der Strecke bleiben.
Es ist sicher von Vorteil, wenn das Training nicht zu langatmig ausfällt und weit unter einer Gesamttrainingszeit von ca. 60-90 Minuten liegt. Das ist allgemein bekannt und setzt sich zum Glück auch immer mehr durch. Aber gerade jungen Trainierenden und Anfängern rate ich zunächst, dass sie sich viel Zeit nehmen und ruhig lange Pausen zwischen den Sätzen und Übungen machen sollen, damit sie schneller den Kern der Geschichte erkennen und damit vor allem sichergestellt ist, dass alles mit der nötigen Konzentration und korrekten Umsetzung abläuft.
Trotzdem sollte auch hier ein Training nicht wesentlich länger als eine Stunde dauern und dann Schritt für Schritt, langsam aber sicher, auf immer kürzere Workouts hinauslaufen. Ein gesamte Trainingsdauer von ungefähr 45-60 Minuten kann als optimal in dieser Hinsicht eingestuft werden.

Der Trainingssatz

Wenn Sie nun ihr Trainingsgewicht erreicht haben, gibt es kein zurück mehr. Jetzt kommt der entscheidende Moment. Jetzt gilt es. Das Aufwärmen und die Sätze davor waren nur das Vorspiel für den eigentlichen Akt. Diese Vorbereitungssätze werden nicht notiert, sie sind nur Mittel zum Zweck, die Aufforderung zum Tanz, der Einmarsch zum Ring. Kontrollieren Sie nun, bevor Sie Ihre Übung beginnen, immer zu-

nächst, ob alles gut vorbereitet ist. Wie sind die Füße positioniert, sitze, liege oder stehe ich richtig, haben die Hände den richtigen Abstand. Ist die Hantel auch richtig beladen. Halte ich meinen Rücken stabil, liege ich gleichmäßig auf der Bank usw.
Kontrollieren Sie ihre Atmung. Durch PITT-Force®, bzw. die Pausen zwischen den einzelnen Wdh, wird das Risiko schädlicher **Pressatmung** (und somit den Auswirkungen auf z.B. das Herz) verringert bzw. bei korrekter Umsetzung gänzlich ausgeschaltet (was mit ein weiterer gigantischer Vorteil von PITT-Force® ist und u.a. im Gesundheitsbereich/training beim Thema Hypertonie die Option ist). Trotzdem sollten Sie stets darauf achten, kontrolliert und bewusst zu atmen. Holen Sie sich keinen Vorteil, indem Sie während der Übung stark pressen und somit Innendruck und „Kugelbauch" als gefährliche Krücke nutzen (so wie man es leider oft als traurige und vor allem gefährliche Praxis, z.B. an der Übung „Beinpressen" beobachten kann. Apropos: Wenn man dann noch, im Falle Beinpressen, die Hände als Unterstützung dazu nimmt und das Gewicht gleichzeitig drückt und schiebt, dann sollte man sich doch mal allen Ernstes fragen, was diese „Selbstveräppelei" bringen soll, bevor es später mal der entsprechende Kniespezialist fragen wird.). Wenden Sie die entsprechende Atmung für die jeweilige Übung an. Wenn sie eine langsame Bewegungsausführung gewählt haben und zudem z.B. gerade PITT-X an einer Maschine absolvieren, brauchen Sie nicht den bei freien Gewichten meist üblichen Atemrhythmus (z.B. positive Phase aus- und negative Phase einatmen) einhalten. Atmen Sie ruhig und konzentriert und so natürlich wie möglich. Die Atmung hat in diesem Falle nichts mit der Kraftentwicklung Ihrer Muskeln zu tun. Nur die Muskeln, welche in die Übung involviert sind, sollen die Kraft aufbringen. Alle anderen Muskeln, einschließlich der Bauch und die Gesichtsmuskeln, sollten möglichst unbeteiligt sein. Halten Sie den Bauch flach und ruhig und halten Sie vor allem nicht den Atem an.
Bei Übungen mit freien Gewichten und vor allem sehr komplexen und spannungsgeladenen Langhantel-Übungen wie Kniebeuge, Drücken usw. absolvieren Sie den normalen Atemrhythmus für diese Übungen (z.B. bei Belastung aus- und bei Entlastung einatmen). Die Atmung hat hier oft unterstützende und stabilisierende Wirkung und sollte zu diesem Zweck auch vorteilhaft genutzt werden. Gerade bei Überzügen und Kniebeugen sollte darauf geachtet werden, möglichst tief einzuatmen. Diese beiden Übungen weiten den Brustkorb und schaffen somit Platz für viel Fleisch auf dem Oberkörper. Vor allem Trainierende, welche sich noch im Wachstum befinden und deren Brustkorb somit recht einfach zu weiten ist, sollten, wenn sie wirklich richtig massiv und breit werden wollen, dies beherzigen. Im ausgewachsenen Zustand wird dies zwar immer schwieriger, aber es ist auf jeden Fall möglich.
Die ersten Wdh sollten recht locker und kraftvoll sein. Die Pausen sind noch recht kurz. Auf jeden Fall kürzer, als wenn man sich im Grenzbereich befindet. Während der ersten Wdh kann der Muskel die Belastungsschuld noch recht gut tolerieren. Versuchen Sie sich als Ziel zu setzen, dass alle Wdh gleichmäßig korrekt und konzentriert aus-

geführt werden und für den Beobachter so aussehen, als wäre es immer dieselbe eine Wdh, die wieder und wieder hintereinander abgespielt wird. Halten Sie im Kopf an dem Bild fest, welches Ihnen vorschwebt und reden Sie sich mit positiven Affirmationen selber ruhig Mut zu. Wenn jedoch, langsam aber sicher, die Zone zur Mitte des Satzes hin erreicht wird, welche wir uns als Tagesziel gesetzt haben, sollte das Spiel mit dem positiven Denken etwas verändert werden. Es wird dann nämlich nach und nach nichts mehr nützen. Positives Denken mag ja eine feine Sache sein, ich halte es jedoch nur bis zu einem bestimmten Grad für nützlich. Mal ganz abgesehen davon, dass man sich, entgegen aller Versprechungen seiner Befürworter, weder einen Millionärsstatus, noch eine Mister Olympia-Figur mit Hilfe diverser Techniken einreden bzw. andenken kann, ist es in dem Augenblick des Satzes, wo man zu dem wird, was man tut und der Organismus alle Kraft aufbieten muss, um diese Situation möglichst unbeschadet zu überstehen, sogar eher hinderlich, wenn man jetzt noch meint, Gefechte gegen den Schmerz und die Angst im Kopf ausführen zu müssen.
Wenn man z.B. den Arm umgedreht bekommt, dann kann man sich die Sache so schön reden wie man will, es wird nichts nutzen. In negativer Hinsicht hingegen, kann man sich leider sehr viel einreden. Das kann soweit gehen, dass z.B. manche Menschen denken, sie wären mit 45 kg Körpergewicht noch viel zu fett oder aber mit 150 kg noch immer viel zu schmal. Aber in positiver Hinsicht kann man sich nur bedingt etwas vormachen. Denn wenn es um die Grenzerfahrungen im Training geht, wird das nicht lange klappen. In diesem Augenblick ist der Kopf leider im Weg. Der Organismus Mensch ist nun mal dazu programmiert worden, um zu überleben und Schmerzen aus dem Weg zu gehen. In diesem Augenblick sollte man den Kopf frei machen.

No Mind

Dieser Leitsatz, der in dem Film „Last Samurai“ sehr anschaulich verdeutlicht wurde (der jedoch leider, wie so oft bei deutschen Übersetzungen englischsprachiger Filme, fälschlicherweise in „keine Bedenken“ übersetzt wurde), beschreibt recht einfach und klar den Zustand, in welchem sich Trainierende befinden, wenn sie selber zu der Intensität werden, mit welcher sie im Training zur Sache gehen.
Es empfiehlt sich nun, das Denken auszuschalten und Energie in bildhafter Vorstellung auf das Wesentliche zu lenken. Denken kostet nämlich (genau wie z.B. auch die Ernährung bzw. die Verdauung von Energie und Nährstoffen), auch wenn dies nicht jedem bewusst ist und selten in der Rechnung aufgeführt wird, eine Menge Energie (der Energieumsatz eines Menschen ist unter anderem abhängig von der Gehirnmasse und Leistung und die ist nun mal individuell verschieden. Soviel schon mal vorab dazu, dass es kaum möglich ist exakte Kalorienvorgaben usw. zu erstellen).

So mancher Leser wird jetzt denken „So so, jetzt geht es los, mit Meditation und Co.“, aber dieses Wort, auch wenn etwas abgehoben (für alles muss ja scheinbar ein Wort her, egal wie banal es eigentlich ist, selbst wenn man einfach „nicht-denkt“) trifft es auf den Punkt. Denn mal ganz abgesehen von den einmaligen regenerativen und gesundheitlichen Auswirkungen und den Vorteilen beim Muskelaufbau, geht es bei der Meditation und vor allem bei PITT-Force® weder darum, sich Räucherstäbchen in die sandfarbenen vier Wände zu stellen und dabei orangefarbene Gewänder umzuhängen, noch geht es darum, seine Wiedergeburt auszupendeln oder gar ein Muskelwachstum mit Hilfe von magischen Karten oder beseelten Steinen vorherzusagen.
Meditation bedeutet in unserem Falle nichts anderes, als dass man den Kopf einfach frei macht, seine momentanen Sinneserfahrungen urteilsfrei auf sich einwirken lässt und beobachtet und überflüssige Anspannungen ausschaltet.
Wichtig ist einfach, sich von störenden Gedankengängen zu lösen, welche uns in diesem Augenblick leider einfach keinen Vorteil verschaffen können. (Ich weiß, solche Themen sind, genau wie die Wörter „Stärke, Kraft und Muskeln“, ein rotes Tuch im ehemaligen Land der Dichter und Denker und rufen in einer entkörperlichten Leistungsgesellschaft, welche einen ständig rappelnden, wissensdurstigen und zweifelnden Kopf als erstrebenswertes Ideal anpreist und verherrlicht, schnell Voreingenommenheit und Skepsis hervor.
Aber unser Leben ist nun mal nicht nur das, was unser Denken, sondern vor allem auch das, was unser „Nicht-Denken“ daraus macht.)

Dies geschieht oft unbewusst und man kann es bei vielen erfolgreichen Trainierenden wunderbar beobachten. Man kann es aber auch bewusst üben.
Zudem macht es jeder täglich (deswegen ist der Begriff auch nichts besonderes und sollte nicht überbewertet oder fehlinterpretiert werden bzw. ich hab kein UFO im Garten stehen – es geht hier nur um eine Methode, die sich mancher gar nicht bewusst ist, dass er sie bereits erfolgreich praktiziert und die vielen Trainierenden **echte Optionen** bietet) bzw. viele Dinge des Alltags haben ihren besonderen „Kick“ dadurch, dass sie dabei helfen, in den unterschiedlichen Augenblicken von bewusster körperlicher An- und/oder Entspannung der Denkprozess still steht. Der Kopf entspannt sich und Bereiche des Körpers folgen ihm.
Ein unbewusster und ersehnter Zustand eines jeden Individuums und mit einer der Hauptgründe, warum jeder, der von Tag eins an auf korrekte Weise im Studio eingeführt wurde und mit dem Eisen in Berührung kommt, Zeit seines Lebens mit diesem gesunden „Virus“ (sprich Training mit Gewichten) infiziert bleibt.

In folgenden Beispielen und teilweise alltäglichen, banalen und/oder natürlichen Situationen, in denen unsere Sinneserfahrungen den Mittelpunkt bilden, steht des Denken oft still. Wenn auch nur für Sekunden. Totale Entspannung im Kopf und das bei teilweise hoher körperlicher Anspannung. Das Gehirn kann sich in solchen Momenten entspannen und erholen. Und Energie strömt auf effektivste Weise ungehindert durch den Körper:

- Lachen
- Schlaf
- Sport (z.B. „Runners-High" beim Laufen)
- Sex (neben Training und Schlafen, wohl eine der schönsten, gesündesten und natürlichsten „Methoden")
- Tanzen, Feiern und sonstige Freudenzustände
- Essen und Trinken (zumindest wenn man es genießt und nicht einfach in Fast-Food-Manier, hektisch runter schlingt)
- Musik hören
- Yoga
- Malen, Basteln, spielen usw.
- Kampf (in unserer Zeit zum Glück nicht mehr so alltäglich, aber beim Kampfsport und dem verbundenen Kick beim Fight an der Tagesordnung)
- Angst („Schrecksekunde")
- Rasen (der Rausch der Geschwindigkeit),
- Bungeejumping, Achterbahn fahren usw. (der Rausch der Schwerelosigkeit),
- „Beobachten" (Menschen, Tiere, Landschaften usw.)

und viele weitere mehr.

Viele der oben genannten Situationen haben oftmals als unbewusstes Motiv den ersehnten, essenziellen Zustand der Stille im Kopf und erklären so manch seltsam anmutende Verhaltensweise, Praxis und Freizeitritual und dessen Beliebtheit in unserer Zeit. Was davon Sinn macht und was nicht, ob man nun lieber stundenlang beim Marathon in der Gegend herum rennt oder eher meint, mit Hilfe von Alkohol und lauter Musik dem Alltag zu entfliehen oder sich lieber vor ein Aquarium setzt und kleine bunte Fische beobachtet, das muss zum Glück jeder selber für sich entscheiden. Es sollen ja nur diverse Beispiele sein, bei denen oftmals ein meditativer Zustand unbewusst angestrebt wurde und welche dem Einzelnen helfen, seinem Denkprozess zu entfliehen und sei es nur für kurze Augenblicke.
Dieser essenzielle und durch Training bewusst herbeigeführte Wechsel von totaler An- und Entspannung untermauert die fünf wesentlichen Elemente eines kräftigen und gesundheitsorientierten „PITT-Force® Life-Styles":
Also Training, Essen, Lachen, Ruhe bzw. Schlafen und was man neben dem Schlafen sonst noch so im Bett macht (nein, nicht das Fernsehen und auch keine Kreuzworträtsel...).

Aber zurück zum Trainingssatz und der Option, in Momenten höchster Anstrengung Energien zu wecken, indem wir uns die Vorteile eines klaren Kopfes zunutze machen. Gerade das Beobachten kann uns mit diesem Hintergrund sehr nützlich sein. In dem Augenblick, wo wir etwas intensiv beobachten, denken wir nicht und ein ganz banales, aber sehr nützliches Hilfsmittel kann hier eine große Rolle spielen:
Der Spiegel.

Beobachten Sie sich beim Training im Spiegel. So können Sie nicht nur wunderbar abschalten, sondern auch sehen, ob Sie ihre Übungen richtig ausführen. Training vor dem Spiegel hat überhaupt nichts mit Eitelkeit oder Selbstverliebtheit im negativen Sinne zu tun. Wenn Ihnen die Neider-Fraktion dieses Instrument madig machen will, dann stellen Sie einfach als Gegenzug mal folgende Frage:
„Wer schaut sich wohl täglich im Spiegel öfter an – eine 16-Jährige oder eine 60- Jährige?!"
Lösung: die 60-jährige Frau schaut sich öfter an. Wenn auch wieder nur unbewusst. Aber es bleibt ein Fakt und wenn es dann immer noch nicht verstanden wird, dann bringen Sie Verständnis auf. Sie sollten Menschen nicht so schnell für etwas verurteilen, was ihnen jahrzehntelang eingehämmert wurde. Der eigene Körper gilt leider immer noch für viele als „Gefäß der Sünde", als „schmutzig" und „hässlich". Und was man mit ihm tun kann ist wiederum „ekelig", „sündig" und „igitt" und „bäh" bzw. mit Scham und Schmutz überzogen.
Auf der anderen Seite geben Medien und Umfeld ein gestanztes Ideal vor, welches makellose Schönheit, ewige Jugend, null Fett und keine Falten vorgibt und ein tägliches Mustern somit nötig macht, aber welches man ja heimlich machen soll, da es sonst als „narzisstisch" gilt. Und jetzt kommen Sie daher und sagen wie toll es doch ist, dass man einen Körper hat, diesen als schön und kunstvoll bezeichnet und dass man sich selber lieben, akzeptieren und mit Training und Ernährung pflegen und hegen soll und zudem das Ganze noch stolz im Spiegel ansehen kann. Das wird nicht sofort klappen. Das braucht bei der derzeitigen Lebensweise und Programmierung unserer Gesellschaft viel Zeit und Geduld. Es gibt sicher auch Trainierende, die stundenlang vorm Spiegel hocken und sich dabei anstarren wie die Affen und somit eines der vielen Klischees wohl bestätigen. Aber ich habe selten erlebt, dass diese wirklich etwas mit ernsthaftem Training gemein haben oder sich gar wirklich anstrengen.
Wenn Sie keinen Spiegel haben oder sich vorm Spiegel eher nicht konzentrieren können, dann beobachten Sie z.B. ihre Muskeln, ihre Atmung, Haltung usw.. Suchen Sie sich z.B. einen festen Punkt an der Wand und beobachten Sie Ihre Empfindungen in diesem Moment. Spüren Sie, wie der kalte Stahl sich unter ihren Händen erwärmt, wie der Schweiß sich in Ihre Kleidung saugt und wie ihr Herz dröhnt und pocht, während Ihre Muskeln im Satz um Hilfe schreien. Versuchen Sie zu spüren, was in Ihren zitternden Muskeln vorgeht. Aber bleiben Sie nur ein kritikloser Beobachter. Stellen Sie sich

vor, dass Ihr Muskel ein eigenständiger Teil von Ihnen ist und Sie schauen nur teilnahmslos zu. Als wären Sie ein Außenstehender im eigenen Körper.

Abschalten ist nicht immer so einfach. Zumal oft die äußeren Umstände (z.B. Geräuschkulisse im Studio) es einem sehr schwer machen können. Denken Sie in diesem Fall in Bildern, statt auf die Situation zu fluchen. Visualisierung ist eine der besten Methoden, um das Training mental zu unterstützen und in den kurzen Pausen zwischen den hochintensiven Wdh am Ende des Satzes kann man so, ein weiteres Mal, große Energien mit Hilfe von starken Bildern wecken.
Wenn Sie meinen, Sie müssten schreien, dann schreien Sie. Das ist gar nichts Schlimmes und manchmal unausweichlich. Schreien weckt bei manchen Kraft und befreit und kann evtl. im Training helfen. Schreien Sie jedoch nicht unbedingt aus Show oder anderen Gründen. Auch andere wollen sich konzentrieren. Stellen Sie vor allem vorher sicher, dass Sie nicht die Toleranzgrenze Ihrer Umgebung überreizen. Versuchen Sie jedoch so lange es geht, sich nur auf die Kontraktion zu konzentrieren, ohne überflüssige Mimik und Akustik. Und halten Sie an der Vision fest, welche Sie innerlich antreibt.

Denken Sie daran: Man kann Sie gar nicht ablenken, Sie können sich nur ablenken lassen. Und mit dem Erzeugen von starken motivierenden Bildern schaffen Sie sich einen positiven Zustand, in dem Sie ihre Kräfte voll entfalten können. Visualisierung ist zudem, genau wie die Meditation, auch im Alltag eine wunderbare Methode, um seine Entwicklung zu unterstützen. Visualisieren Sie tagsüber, was Sie erreichen wollen und wie sie aussehen wollen. Wie würden Sie sich fühlen?! Wie würden Sie sich bewegen?! Stellen Sie sich selber mit massiven gewaltigen Muskelmassen vor, welche in der Lage sind, tonnenschwere Gewichte zu heben. Wie würden Sie genau aussehen, wenn Sie diese Gewichte heben könnten, wie würden sie sich (an-)fühlen und was müssten Sie dafür tun, um dorthin zu kommen?
Erlauben Sie sich zu träumen, wann immer Sie können. Träumen ist das besondere Merkmal der Intelligenz und Träume wahr werden zu lassen und dabei den eigenen Körper zu formen, ist eine hohe Form der Kunst.
Spannen Sie ihre Muskeln auch tagsüber an (und denken Sie daran, dies gilt nicht nur für den heiß geliebten Bizeps – der menschliche Körper hat hunderte von Muskeln und alle sind wichtig). Das hilft, den Kontakt besser herzustellen und beim Wachstum.

Man sagt, das der Körper folgen wird, wenn man es im Geiste geschafft hat. Ob dies immer zutrifft, müssen Sie für sich selber herausfinden. Tatsache ist, dass selbst, wenn wir nur an unsere Muskeln oder an eine Übung denken, stimulierende Impulse über das ZNS an die Muskelfasern ausgesendet werden. Sicher ist das nur minimal und bei weitem nicht so intensiv wie ein Training selbst, aber wir haben es immer wieder an unseren Athleten beobachten können, dass die Fähigkeit zur Visualisierung einen gewalti-

gen Einfluss haben kann. So hatte z.B. ein Athlet keinerlei Probleme damit, sich bildhaft vorzustellen, dass er tierisch stark und breit ist, aber auf der anderen Seite konnte er nie so richtig daran glauben, einen Waschbrettbauch sein Eigen zu nennen. Er wurde nie richtig trocken (damit meint man im BB, dass ein Teilnehmer kein Gramm Fett mehr zuviel am Körper hat), aber er wurde problemlos stärker und massiver, wie kein anderer im Leistungszentrum. Ein anderer Athlet hingegen hatte keinerlei Probleme in Form zu kommen. Er konnte es sich gedanklich nicht vorstellen, fett zu sein und akzeptierte ein Bild vom eigenen Selbst, welches Schwierigkeiten hat abzunehmen, einfach nicht. Hingegen war es für ihn schwer, sich größere Muskeln vorzustellen und qualitative Muskelumfangszunahmen und Kraftzuwachs waren für ihn immer nur sehr langsam möglich.
Ich habe schon viele erfolgreiche Athleten gesehen, die sich gedanklich den ganzen Tag mit Muskeln und Training befasst haben und beim Training total in den Satz versinken können. Sicher, so was nennt man auch einfach „Leidenschaft", aber ohne die Macht der Vorstellung wären sie nie so weit gekommen. Diese positive Einstellung, dieses leidenschaftliche Visualisieren und intensive Identifizieren, ist mit einer der vielen Gründe, warum so mancher Trainierender scheinbar schneller und endlos wächst und es ist auch die Erklärung, warum man nicht gleichzeitig erfolgreicher Börsenmakler an der Wall Street und Champion im Sport sein kann. Man kann sich nur bedingt auf zwei Dinge gleich gut konzentrieren und nur auf eine Sache sehr gut.
Menschen unterscheiden sich, von den körperlichen Voraussetzungen her, gar nicht so stark voneinander (von den Ausnahmen in der Welt des Sports mal jetzt abgesehen), aber im Denken sind wir oft sehr verschieden und das kann einen großen Unterschied in den Trainingsresultaten ausmachen.
Konzentrieren Sie sich also im Satz und glauben Sie an Ihre Fähigkeiten. Wenn es dann immer härter wird, schalten Sie lieber komplett ab oder schöpfen Sie weitere Kraft aus Bildern. Gerade die Pausen bei PITT-Force® schaffen optimale Bedingungen für erneute Energiestöße und Zeit für starke Visualisierungen. In einem gewöhnlichen Satz ohne Pausen zwischen den Wdh ist das Spiel mit der Konzentration usw. oftmals eher vorbei, als es überhaupt angefangen hatte. Nutzen Sie die kurzen Pausen, um sich wieder geistig zu sammeln und den Fokus auf den Satz zu lenken.

Denken Sie daran:
Der Kopf gibt immer zuerst auf. Irgendwas in Ihnen wird Sie evtl. davon abhalten, sich verändern zu wollen, muskulöser und gesünder sein zu wollen, sich besser fühlen zu wollen und innerlich und körperlich wachsen zu wollen. Im Satz werden Sie öfter als einmal die Situation erleben, dass Sie zuerst meinen, es würde nicht zu schaffen sein. Doch wenn Sie klaren Kopf behalten und an Ihre Träume und Visionen glauben, dann werden sie auf einmal die nächste Wdh zu Ihrer Verwunderung beinahe mit Leichtigkeit schaffen.

In jedem steckt das Bedürfnis, sich im harten Training einfach von der Trägheit überfallen zu lassen und einfach alles hinzuwerfen, um sich lieber auf die Couch zu legen. Aber in jedem steckt auch das Bedürfnis nach Kraft, Bewegung und Wachstum. Entscheiden Sie bewusst, für welche Option Sie sich entscheiden.

Es wird oft in diesem Zusammenhang von dem Wort „Disziplin“ gesprochen. Ich finde dieses Wort nicht passend. Disziplin ist nötig, wenn man etwas evtl. nicht gerne macht, wenn etwas mit einem Zwang oder gar Druck behaftet ist, aber Training sollte aus einem Motiv der Leidenschaft und Begeisterung heraus begangen werden. Das richtige Wort bei PITT-Force® ist **„Kongruenz“**. Wollen und Handeln sind deckungsgleich. Sie sind eins. Sie sind nicht mehr länger Opfer eines unbewusst verankerten Programms oder irgendwelcher automatisierter Reflexe. Sie haben sich dazu entschieden, weiter zu machen und ziehen es durch. Das ist einer der grundlegenden Unterschiede zu allen anderen Bewegungsformen, die es neben Eisentraining gibt. Sie haben zu jedem Zeitpunkt die Situation unter Kontrolle und nicht umgekehrt. Viele Menschen wollen dies und das, wollen zunehmen oder abnehmen. Aber seltsamerweise schaffen sie es oft selbst unter günstigsten Umständen und mit brachialstem Einsatz nicht. Was sie wollen und was sie tun, scheint im Endeffekt völlig unterschiedlich zu sein. Jeder PITT-Force® Satz ist somit eine Willensprüfung, bei dem Sie sehen können, wie weit Sie ihr Handeln, jede nächste intensive Kontraktion und jede Überwindung im Griff haben und bei welcher Sie feststellen können, ob Sie nicht nur einfach tun, was Sie wollen, sondern auch immer wollen, was Sie im Augenblick tun.

Zurück zum Trainingsablauf.
Trinken Sie während des Trainings. Am besten eignet sich ganz einfaches klares Wasser ohne jegliche Zusätze. Trinken sollte spätestens, wenn Sie mit dem Training angefangen haben, einen hohen Stellenwert im Tagesablauf ausmachen. Vergessen Sie Empfehlungen von ein bis zwei Litern pro Tag. Das gilt für Individuen, die gerade soviel Power brauchen, um acht Stunden am Tag den Bleistift zu schwingen.
Trinken Sie ca. einen Liter reines Wasser je 25 kg Körpergewicht. Bei einem 100 kg-Trainierenden wären das somit vier Liter Wasser pro Tag. An Trainingstagen und vor allem auf hoher Leistungsebene oder gar auf Diät, kann es sogar noch mehr sein. Ohne ausreichend Wasser wird das Spiel um Muskeln, Kraft, Gesundheit, Ab- oder Zunehmen nicht funktionieren.
Wenn Sie nie Durst haben, könnte es sehr gut möglich sein, dass Sie im Stress sind. Dies ist nicht unüblich, letztendlich ist Stress heutzutage der akzeptierte Begleiter eines „modernen Lebensstils“ und Sie werden mit Sicherheit von Ihrer nicht trainierenden Umwelt für Ihr sonderliches Verhalten („reines Wasser trinken?!“) mehr als einmal in Frage gestellt werden. Kopfschmerzen sind oft das erste Anzeichen von Flüssigkeitsmangel und dieser kann sehr negative Folgen, nicht nur für ihre Muskeln, haben. (Iro-

nischerweise werden in letzter Zeit zunehmend für stress- und kopfwehgeplagte Menschen immer mehr Kopfschmerztabletten angepriesen, welche man sogar „ohne" Wasser zu sich nehmen könne. Eines von vielen traurigen Beispielen, wo der Zweck bzw. die Kohle die Mittel heiligt und dies wie immer in „gut gemeinter" Absicht.) Lassen Sie es nie soweit kommen und gewöhnen Sie sich an, ausreichend und viel zu trinken.

Sie werden im Satz ihre Muskeln so intensiv spüren wie nie zuvor, jede einzelne Faser steht nach und nach unter Hochspannung. Mit jeder Wiederholung werden die Kontraktionen härter und fordernder. Deswegen auch zuvor die langen Ausführungen über die mentale Einstellung. Je härter und intensiver die Wdh werden, umso größer die Herausforderung und umso mehr Mut ist erforderlich. Die Angst wächst und wenn nicht die entsprechenden Techniken eingesetzt werden, welche den Mut siegen lassen, kann es sein, dass ein Satz beendet ist, bevor die entsprechenden Reize gesetzt werden. Und ob Sie nun intuitiv alles geben oder dies erst üben müssen – wichtig ist, dass Sie niemals aufgeben und sich Ihrer Motivation stets bewusst sind. Letztendlich geht es immer nur um **„Mut versus Angst"**, dass hatte schon Arnold mehr als treffend in dem einmaligen BB Dokumentarfilm „Pumping Iron" auf den Punkt gebracht (zudem ist es keine Schande, Angst zu haben. Mutig zu sein, ohne Angst zu haben, ist keine große Kunst und das kann jeder Narr, aber weiterzumachen und an sich zu glauben, obwohl man die „Hose voll" hat, das ist es, worum es hier geht. Und es ist oftmals der entscheidende Punkt zwischen Wachstum und Stillstand). Der Satz ist zu Ende und die letztmögliche Wdh geschafft. Jetzt legen Sie schwitzend, keuchend und zitternd die Hantel endgültig zurück in die Ablage und werden Zeuge des wohl einmaligsten und schönsten Phänomens im Kampf mit dem Eisen: der Pump.

Ein intensiver Pump ist ein guter Indikator, dass ein Training optimal verlaufen ist. Er ist ein Gradmesser für den intensiven Mix aus Spannungshöhe, Dauer, Technik, Erschöpfungsgrad und der richtigen Pausenlänge. Sicher, wenn man 30 Liegestützen macht, hat man auch einen Pump. Das ist nichts Ungewöhnliches. Aber ein Pump nach einem harten Trainingssatz ist etwas anderes. Er ist intensiver und man merkt intuitiv, dass Wachstum ausgelöst wurde. Muskelwachstum. Also neues aktives lebendiges und durchblutetes Gewebe. Man kann es fühlen und sogar sehen, wenn sich das brennende Gewebe tief unter der Haut mit Blut füllt und sich ein befriedigender Erregungszustand einstellt. Und ähnlich einer Vorschau eines Oscar-prämierten Hollywood-Films, kann man den Wachstumsprozess der Muskeln sofort im Spiegel beobachten.

Dieser höchst angenehme Rauscheffekt kommt auch dadurch zustande, dass ein riesiger Hormoncocktail vom Körper ausgestoßen wird. Sexual-, Glücks- und Wachstumshormone überfluten den Körper wie nie zuvor und das innere Gefühlserleben schießt auf höhepunktartige Bewusstseinsstufen. Dieser so oft angeführte Vergleich, dass ein

Pump ähnlich erfüllend ist, wie der körperliche Spaß zwischen den Geschlechtern beim Liebesakt, trifft zwar seit jeher auf lächelnde Blicke seitens mancher Zuhörer, aber er trifft die Sache haargenau ins Schwarze.

„Training mit Gewichten ist geil und macht geil Punkt."

Für den annähernd gleichen hormonellen Effekt müsste man z.B. sonst über eine Stunde wie ein Berserker laufen gehen und wenn man dann völlig fix und fertig wäre, würde der Körper dieselbe Reaktion (nur leider diesmal als Schutzreaktion, um den Wahnsinn, dem er vorsätzlich ausgesetzt wurde, erträglicher zu machen) ausführen bzw. den gepeinigten Körper mit einem ähnlichen Glückshormoncocktail überschütten (aber mit Sexualhormonen wäre da leider nicht mehr viel los. Sorry, aber zuviel Ausdauertraining senkt diese leider spürbar ab) oder aber man müsste auf konventionelle Weise mehrere Stunden mit Gewichten trainieren und dabei riskieren, schwer überzutrainieren.
Die Sinneserfahrung beim Pump und beim Training allgemein hat, neben der hormonellen Achterbahnfahrt, auch noch einen anderen Grund. Kunst hat immer was mit Leidenschaft und den Sinnen zu tun. Ein Dirigent wird nicht zufällig zu dem, was er ist. Sein Gehörsinn spielt dabei eine gewichtige Rolle. Ein Koch wird nicht Feinschmecker, wenn ihn nicht sein Geschmackssinn dazu gebracht hätte. Training ist auch eine Kunst. Und wenn ein Maler malen muss und ein Tänzer tanzen muss, um glücklich zu sein, so muss ein Mensch, dessen **„Muskelsinn"** nach dem Gefühl kraftvoller Bewegungen und Kontraktionen ruft, mit Gewichten trainieren, um diesem Grundbedürfnis nachzugehen. Diesem 7. Sinn (neben dem Hören, Riechen, Schmecken, Fühlen und Sehen gibt es auch noch den 6. Sinn, den Gleichgewichtssinn – alle diese Sinne haben ihren Sitz in verschiedenen Organen des Körpers), auch **„Kinästhetischer Sinn"** genannt, der seinen Sitz in kleinen Organen im Muskel hat, haben wir u.a. dieses intensive Gefühl von Kraft und Bewegung beim Training zu verdanken. Und je massiver die Muskeln werden, umso mehr erlebt man diesen Rausch der Sinne beim Training.
Ein Pump ist eine ganz besonders intensive Form der Entspannung durch vorangegangene Anspannung. Dies, die hormonelle Reaktion, der Pump, die unglaublich positiven Auswirkungen auf den Körper und vor allem die Steigerung aktiver Muskelmasse, die Verbesserung der Lebensqualität und Gesundheit usw. untermauern die Motivation, begeistert zu trainieren.

Oder mal so:
Wie fühlt man sich, wenn man Zahnschmerzen hat? Klar, nicht so toll. Aber das Schlimme ist doch vor allem, dass scheinbar der ganze Körper und das allgemeine Befinden auf einem Tiefpunkt sind. Auch wenn verkümmerte Muskeln sicher nicht unbe-

dingt etwas mit krank sein oder direkten Schmerzen zu tun haben, aber sie geben genau wie die Zähne oder andere Organe des Körpers Signale ab, wenn es Ihnen nicht sonderlich gut geht. Dass Muskeln und Wohlbefinden in direktem Zusammenhang stehen, kann man ganz einfach mit einer simplen Übung nachvollziehen: Setzen Sie sich zunächst gebückt und gefrustet hin und ziehen Sie dabei ein unglückliches Gesicht und beobachten, wie Sie sich dabei fühlen. Im Anschluss machen Sie das Gegenteil und sitzen dynamisch und aufrecht und machen ein fröhliches Gesicht. Den Unterschied spüren Sie sofort. Und jetzt stellen Sie sich mal vor, wie es sein würde, wenn all Ihre ganzen Muskeln und damit verbunden Ihr gesamter Körper nur so vor Energie und Kraft, positiver Impulse und Gesundheit strotzen und strahlen. Trainierende haben dies schon lange erkannt und gehen deshalb auch nie wieder freiwillig in die Welt von Trägheit und Bewegungsarmut zurück. Schon alleine aus Gründen dieses enormen Feedbacks, welches sich in keiner anderen sportlichen Bewegungsform so intensiv auf Körper und Wohlbefinden auswirkt. Und dieses sofort spürbare Gesamtpaket, dass zehn mal größer ist als die Summe seiner Teile, ist unter anderem das Motiv, warum begeisterte Trainierende jeden Tag aufs Neue überall auf dieser Welt ins Studio rennen und es ist der Grund, warum jemand, der richtig ins Training eingeführt wird, ein Leben lang dem Eisensport verbunden bleibt.
Und es wird mit das Motiv sein, warum es jeder Mensch machen würde, wenn es nur jeder kennen würde.
Und wenn es dann jeder irgendwann mal erlebt hätte, würde es, neben all seinen anderen unzähligen gesundheitlichen und positiven Vorzügen, in einer aufgeklärten und vernunftsorientierten Gesellschaft zum täglich akzeptierten Standard gehören, wie heutzutage das Zähne putzen.
Zum Glück erkennen auch immer mehr smarte Köpfe aus dem Bereich der Wissenschaft und modernen Medizin den Wert des Widerstandstraining. Somit ist es nur eine Frage der Zeit, bis das goldene Kind aus der Gosse gezogen wird, in die es täglich von den Klatschmedien getreten wird und dann endlich den Stellenwert bekommt, der ihm gebührt.

Aber seien Sie selber mit Euphorieschreien etwas vorsichtig. Sie können im näheren Umfeld, bei allerlei Belangen das Training mit Gewichten und deren Vorzüge anführen. Es gibt eigentlich nichts, wofür es nicht gut ist. Nutzen Sie dazu ruhig die gängigen Motive aus den Werbeslogans. Neben mehr oder weniger bewussten Motiven aus der Welt des „ewigen Rein und Raus Spiels" bzw. dem menschlichen Balzverhalten, wie verbessertem Aussehen, gesteigerter Fettverbrennung usw. können Sie bei älteren und/oder übergewichtigen Zuhörern auch ruhig mit so wichtig klingenden Begriffen wie „Jungbrunneneffekt, Anti-Aging, Rückenprophylaxe, Behebung muskulärer Dysbalancen, präventiv und rehabilitativ, Vitalität und Lebensqualität" usw. auftrumpfen. Das macht einen seriösen Eindruck und klingt recht bekannt, toll und sehr vielverspre-

chend. Es ist ja auch kein Trick, denn letztendlich stimmen diese Vorzüge alle. In Bezug auf die vorgenannten Begriffe und all die unzähligen positiven Auswirkungen, die Widerstandstraining bietet, gibt es nichts auf der Welt, was effektiver und gesünder wäre.
Es geht immer nur darum, den richtigen Weg zu finden, sein Gegenüber zu erreichen und für eine gute Sache zu begeistern.
Sie können natürlich auch sagen, dass Sie Muskeln einfach nur schön finden und es Ihnen unglaublichen Spaß macht, auch wenn das für Nichttrainierende vielleicht etwas seltsam klingt („wie kann es Spaß machen, dass man es sich so schwer macht?"). Aber dass Training auch Kunst sein kann, wird so schnell nicht jeder akzeptieren wollen. Und kommen Sie den Leuten nicht auf Anhieb mit so Dingen wie, dass es einen Rauschzustand erzeugt, sich positiv auf die Sexualität auswirkt, es die persönliche Entwicklung fördert oder Sie das Gefühl des Pumps gar mit einer Art „Ganzkörpererektion" vergleichen. Das ist oft eine Nummer zu ehrlich und womöglich stoßen sie damit nur ungewollt einigen Leuten vor den Kopf. Größen wie S. Freud hatten schon bei solchen und ähnlichen Themen mit ihrem damaligen Umfeld ihre Probleme und es ist bis heute nicht besser geworden, wenn es um das Verhältnis zum eigenen Körper geht. Also begeistern Sie Ihre Mitmenschen zunächst einmal mit seichteren Motiven. Und davon gibt es endlos viele.

Basis-Übungen

Folgende Ausführungen sind nur als grobe Anleitung zu sehen. Ich betone noch mal die Wichtigkeit, dass ein kompetenter Trainer das Erlernen der Übungen überwacht. Und ich empfehle nochmals, dass es in jeder größeren Stadt Gewichtheber- und Kraftdreikampfvereine gibt. Die dortigen Athleten und Trainer sind Profis in Sachen Technik und Übungen mit der Langhantel. Nur von Bilder schauen und Lesen einer Übung alleine ist es noch lange nicht garantiert, dass die Übungen richtig sitzen. Zudem sind viele Dinge, wie die Standweite, Griffweite, Haltung usw. oft sehr individuell. Je nach Größe und Konstitution des Trainierenden kann die Ausführung sehr unterschiedlich sein. Auch ist es nicht verkehrt, sich vor Aufnahme eines intensiven Trainings von einem geeigneten Arzt durchchecken zu lassen, um zu sehen, ob die körperlichen Rahmenbedingungen und die Gesundheit es zulassen. Wichtig ist, dass die Technik einer Übung zu 100% stimmt. Eine gute Technik ist die Grundvoraussetzung für Fortschritte. Mit einer miesen Technik mag der ein oder andere Trainierende sicher auch Zuwächse verzeichnen können, aber oftmals nur solange, bis das Bewegungsmuster ausgereizt ist. Eine korrekte Technik macht es am Anfang vielleicht etwas schwerer und man kann nicht soviel Gewicht nehmen wie vorher, aber auf lange Sicht kommt man dadurch wesentlich weiter. Nur wenn ich einen Muskel mit einer Übung erreiche, kann ich ihn stimulieren. Nur ein Muskel, der stimuliert wurde, kann an Kraft und Umfang zulegen.

Wenn ich eine schlechte Technik verwende, mag ich im ersten Augenblick vielleicht etwas stärker sein, aber dadurch, dass ich der Belastung ausweiche, stellt sich viel eher ein Plateau ein, welches dann nur sehr schwer zu überwinden ist.
Geben Sie einer Übung und/oder neuen Technik Zeit. Im Schnitt sollte das bei Verbundübungen schon sechs bis acht Wochen intensiven Übens betragen. Ungeduld und hohe Motivation sind oft schlechte Partner. Halten Sie sich also stets vor Augen, dass Resultate Zeit brauchen und Sie durch vieles Üben nur gewinnen können. Für das reine Erlernen von Übungen ist es zunächst nicht notwendig, sich auch nur annähernd ausgiebig zu erschöpfen bzw. zu stark zu fordern. Koordination lässt sich am besten im ausgeruhten Zustand verbessern. Also lassen Sie es ruhig angehen und achten Sie lieber auf die Details bei der Ausführung, solange bis es sitzt und automatisiert ist und keiner größeren Beachtung mehr bedarf. Es gibt für jede Übung auch entsprechende und gute Maschinen und es kann sogar der Fall vorkommen, dass so manche Maschine für ein reines Hypertrophie-Training besser geeignet ist. Aber eine Maschine wird nie so viele beteiligte Muskeln einer Muskelschlinge, wie sie bei einer freien Verbundübung aktiviert werden, stimulieren. Auch wenn die Aussage des Buches ein wenig in die Richtung läuft, dass es für eine Steigerung der Lebensqualität einfach nur ausreicht, ein hohes Maß an aktiver Körpermasse zu entwickeln, die eben nicht wie sonst suggeriert wird, zudem noch ultraschnell, extrem ausdauernd und gefährlich zugleich sein braucht, so sollte doch ein gewisses Maß an Funktionalität erhalten bleiben. Der Körper hat weit über 600 Muskeln. Diese mit einer Hand voll von wechselnden Verbundübungen komplett und ausgewogen zu entwickeln, ist schon eine Kunst für sich. Aber bei einem reinen Maschinentraining auf extreme Hypertrophie werden einfach viele kleine Muskeln, die sonst bei der Ausführung mit freien Gewichten helfen und unterstützen, nicht ausreichend entwickelt. Und jeder muss irgendwann mal in seinem Leben rennen oder will auch mal eine Runde Tischtennis spielen oder einen Waldlauf mit Freunden im Park und die dazugehörige „Trimm Dich"-Strecke absolvieren. Und wenn dann große Muskeln überentwickelt und kleinere Muskeln unterentwickelt sind, kann es schnell Verletzungen geben, die einfach nicht hätten sein müssen. Dass man sich jegliches Maß an Funktionalität wegpumpt und schon beim Aufstellen des Partygrills, aufgrund ungewohnter Bewegungen mit einer Zerrung rechnen muss, war sicher nie im Sinne des Erfinders.

Kniebeugen

Die Kniebeuge stellt sehr hohe technische Anforderungen an den Trainierenden, sowohl an Kraft und Beweglichkeit als auch an das Herz Kreislauf System (Ausdauer), aber sie ist wirklich Ihre Mühen in Gold wert.

Es gibt kaum eine andere Übung, die sich so dramatisch auf den gesamten Körper auswirkt und wer wirklich ernsthaft Fortschritte machen will, der wird seine helle Freude an ihr haben.
Tragen Sie festes und sicheres Schuhwerk und lockere weite Kleidung, welche Sie nicht in Ihren Bewegungen einschränkt.
Wenn das Hantelgewicht rausgehoben wird, dann sollte man einen festen Stand unterhalb der Hantelstange einnehmen. Man sollte sich nicht angewöhnen, durch übermäßiges nach vorne beugen in Verbindung mit einem Ausfallschritt, die Hantel raus heben zu wollen. Das geht ab einer gewissen Gewichtshöhe mächtig schief und kostet unnötig Kraft. Wenn man die Hantel auf den Schultern hat, dann geht man ein paar Schritte nach hinten. Niemals zum Beugen nach vorne rausgehen. Am Ende, wenn man erschöpft ist, muss man auch wieder zurück und das ist rückwärts oft mit einem großen Risiko verbunden.
Man wähle einen etwas mehr als schulterbreiten Stand.
Die Füße zeigen nach vorne und ganz leicht nach außen und zeigen immer in dieselbe Richtung wie die Knie.
Die Stange ist angenehm auf dem Nacken platziert und niemals auf dem Halswirbel (7. Halswirbel. Er ist leicht mit eigenem tasten und fühlen zu lokalisieren).
Die Hände fassen in gleichen Abständen um die Stange und stabilisieren diese. Zu Beginn ist ein enger Griff zu empfehlen. Auf diese Weise wird provoziert, dass man sehr aufrecht und mit nach vorne gewölbter Brust steht.
Der Blick ist nach vorne und leicht oben fixiert. Es sollte vermieden werden, zu weit nach oben zu gucken, sonst kann man schnell die Balance verlieren. Es empfiehlt sich, einen festen Punkt zu suchen, auf den man sich konzentrieren kann, z.B. ein Bild oder Punkt an der Trainingswand vor einem, leicht höher als der eigene Blickwinkel.
Die erste Bewegung beim Beugen findet im Becken statt, welches weit nach hinten geführt wird.
Man beugt praktisch nach hinten und unten.
Die Knie sollten hierbei nicht übermäßig über die Füße herausragen und es ist sehr wichtig, den Rücken absolut „gerade“ zu halten.
Achtung:
Was von Natur aus krumm ist, kann man nicht gerade machen.
Die Wirbelsäule hat eine so genannte Doppel S-Form. Der untere Rücken ist also immer leicht „lordosiert“.
Diese natürliche Krümmung sollte immer beibehalten werden, dann ist es in unserem Sinne ein „gerader“ Rücken.
Damit haben die meisten Trainierenden ihre Probleme. Sei es aus Scham, weil man dabei aussieht, wie die gebückten Damen in den Filmen, wo zwar viel „romantisches“ passiert, aber am Ende nie geheiratet wird oder aber aus Angst etwas falsch zu machen,

weil das Streben nach einer geraden Haltung und der Begriff Hohlkreuz fehlinterpretiert wurden.
Ohne diese natürliche Hohlkreuz-Stellung wird es bei vielen Übungen nichts werden. Man kann z.B. den Latissimus bei diversen Rückenübungen (z.B. Rudern vorgebeugt) nicht erreichen bzw. stimulieren, wenn nicht eine entsprechende Spannung im unteren Rücken besteht (was oft die Erklärung für eine schlechte Rückenentwicklung bei gleichzeitig chronischer Überbelastung des Bizeps ist).
Um dies zu üben, könnte man sich vorstellen, dass man z.B. auf einer miesen Party ist, wo einem der Stuhl beim hinsetzen von einem Spaßvogel unter dem Hintern weggezogen wird.
Wie müsste man sich setzen, ohne dass man dann in diesem Moment hinfällt?!
Man kann sich auch eine Trainingsbank unterstellen und es daran üben. Immer wenn man gerade die Bank ein wenig mit dem Hinterteil beim beugen berührt hat, geht man wieder nach oben. Bitte niemals mit Gewicht auf den Schultern auf die Bank setzen.
Bei bereits bestehenden ernsten Rückenbeschwerden sollte jedoch immer zuvor ein entsprechender Arzt oder Physiotherapeut zu Rate gezogen werden. Führen Sie niemals eine Übung unter Schmerzen oder gar chronischen Beschwerden (Rücken, Knie usw.) aus.
Die Knie haben während des Beugevorgangs immer denselben Abstand zueinander. Sie bewegen sich niemals nach außen oder gar innen (X-Stellung der Beine). Zur Not stellen Sie sich vor, dass ein kleiner Stock genau zwischen ihre beiden Knien gesteckt wurde, damit dieser verhindert, dass die Knie ihre Position verändern. Sie können das natürlich auch mit einem echten Stock in der entsprechenden Länge üben, aber bitte nicht mit Gewicht. Kniebeugen erfordern totale Konzentration und da sollte man gerade bei hohem Gewicht keine großen Experimente machen. Auch haben die Hände des Trainingspartners im Verlaufe der Bewegung nichts am Körper des Trainierenden oder gar an der Hantelstange selbst zu suchen. Die beste Möglichkeit bei Unsicherheit ist das Beugen im **„Powerrack“**. Eines der wichtigsten und besten Trainingsgeräte und mit ein guter Indikator, ob eine Trainingseinrichtung auch funktionell und sinnvoll ausgestattet wurde.

Kniebeugen sind keine Frühstückbeugen und vor allem keine Hofknickse. Solche Showbeugen sind nur Zeit- und Energieverschwendung. Nur volle und tiefe Kniebeugen zählen und bringen den erwünschten Erfolg. Es wird viel Nonsens über die richtige Tiefe der Beuge geschrieben und oft wird auch behauptet, dass tiefe Beugen den Gesäßmuskel überentwickeln. Das kommt sicher auch auf den Einzelfall an, welcher Muskel der Muskelkette am stärksten stimuliert wird, aber eins steht fest:
Halbe Beugen bringen für den Oberschenkel nichts und gerade diese Ausführung lässt oftmals das Hinterteil überproportional wachsen und ist zudem schädlich fürs Knie und gefährlich für den Rücken.

Eine gute Kniebeuge stärkt die Knie und den Rücken, eine schlechte Ausführung bzw. halbe und viertel Beugen sind für Rücken und Knie ein Alptraum und zudem sehr verletzungsträchtig.
Wenn das Hüftgelenk tiefer als das Kniegelenk ist, dann hat man die nötige Tiefe erreicht. Der Oberschenkel ist also wenigstens horizontal bzw. parallel zum Boden. Führen Sie die Abwärtsbewegung sehr kontrolliert und ohne jegliches „plumpsen-lassen“ aus.
Wenn es dann wieder nach oben geht, fängt die erste Bewegung diesmal mit dem Kopf bzw. Oberkörper an und nicht mit dem Becken. Also abwärts startet man mit der Hüfte und aufwärts mit dem Kopf (man beugt praktisch nach oben und hinten). Federn Sie unten nicht nach und versuchen Sie auch nie, die Übung mit Ruck und Schwung leichter zu machen.
Nur der Schwache hat es nötig im Training zu schummeln.
Der Bauch sollte die ganze Zeit unter Spannung gehalten werden, aber er sollte nicht übermäßig rausgestreckt oder gar unter extremen Pressen als Hilfe genutzt werden. Pressatmung hat im Training nichts verloren und sollte auf einem notwendigen Minimum gehalten werden. Also pressen Sie nicht mit dem Bauch, weder bei Kniebeugen noch bei anderen Übungen (und schon gar nicht beim Beinpressen, wo der Bauch oftmals in gefährlicher Weise als Luftkissen bei Abprall -und Schwungbewegungen herhält. Das ist, wenn auch leider häufig zu beobachten, sehr risikoreich und sollte gar nicht erst zur Gewohnheit werden).
Die Füße sind die ganze Zeit fest und komplett am Boden. Das Körpergewicht ist gleichmäßig verteilt und man wackelt und rutscht niemals mit den Füßen hin oder her. Wer Probleme hat, die Fersen während der Beuge nicht auf dem Boden zu halten, der sollte seine Beweglichkeit auf Vordermann bringen. Ansonsten empfiehlt sich leicht erhöhtes Schuhwerk mit fester Sohle (z.B. Trekkingschuhe oder sofort richtige Gewichtheberschuhe). Zwischen den Wdh können sich die Beinmuskeln erholen, während man mit dem Gewicht stehen bleibt. In der aufrechten Position sind die Muskeln der Beine nicht angespannt, sodass eine kurze Pause stattfindet.
Wenn man mit der Übung Kniebeuge fertig ist, geht man zurück in die Ablage und geht erst von der Stange weg, bis man sicher ist, dass die Stange auch sicher in den Ständern ruht.
Die Kniebeuge ist eine fantastische Übung. Mit nur einer Langhantelübung, also Kniebeugen und noch Liegestützen, Klimmzügen und Dips wäre es alleine schon möglich, beachtlich in Form zu kommen. (Warum es nicht in jedem „modernen“ Studio üblich ist, dass alle Mitglieder schöne Beugen ausführen..?! Nun, eine Langhantelstange kostet nur ein paar hundert Euro und eine gute Kniebeuge zu erlernen braucht viel Zeit und intensive Betreuung; ein Maschinen-Geräte-Park hingegen setzt eine beachtliche Summe an Geld um und eine Einweisung an einer, meist zudem völlig untauglichen „Kniebeugenmaschine“, dauert nur ein paar Minuten....noch Fragen?!) Gerade für Frauen ist

diese Übung ein Muss, wenn es um traumschöne Beine und den dazugehörigen Po geht. Eine Trainingseinheit Kniebeugen bringt zehnmal mehr in jeglicher Richtung, als unzählige Hüpf- und Springkurse und stundenlange sinnlose Cardioexzesse auf diversen Cardiogeräten zusammen. Wer sich selber als Hardgainer oder gar als Hungerhaken einstufen würde, der sollte sich so schnell wie möglich in diese Übung verlieben und Tag und Nacht von ihr träumen. Sie ist das Grundelement, wenn es um gravierende Veränderung und massives Wachstum geht. Diese Übung hat mehr Fleisch auf magere Knochen gepackt, als so mancher Schlachthof je verarbeitet hat. Ohne Kniebeugen hätte ich mein eigenes Körpergewicht niemals mehr als verdoppeln können, meine Frau wäre niemals in so kurzer Zeit Profi-BB geworden und so mancher Athlet im BB hätte nicht einmal einen Trostpreis bei einem Mister Mallorca Strandwettbewerb gewonnen.
Falls Sie Probleme mit der Technik haben, sei es z.B. aufgrund der Körpergröße und /oder schlechter Hebel, dann gibt es noch eine Menge weiterer Variationen, die für eine individuelle Ausführung parat stehen (KDK- Kniebeugen, Gewichtheber-Kniebeugen, Überkopfkniebeugen usw.).
Aber diese sollten nicht im Sinne eines Ausweichmanövers vor regulären Beugen gestellt werden, sondern nur bei entsprechendem Bedarf und Zielsetzung und vor allem bei dem entsprechenden Leistungsstand.

Kreuzheben

Kreuzheben ist der Kniebeuge in vielen Punkten sehr ähnlich. Auch hier ist es wichtig, dass man den Rücken stets gerade und angespannt hält und über eine hohe Beweglichkeit verfügt, um die Übung möglichst korrekt und effektiv auszuführen. (Soviel auch mal nebenbei zum Märchen „unbewegliche Muskelprotze", bzw. wenn der ein oder andere Kritiker des Krafttrainings mal selber trainieren würde, dann wären solche dummen Vorurteile und Ammenmärchen schnell vom Tisch. Training mit freien Gewichten erfordert eine extreme Beweglichkeit, an der schon so mancher kläglich gescheitert ist.) Kreuzheben wirkt sich, auch wie Kniebeugen, auf eine gesamte Steigerung der Körperkraft und Muskelmasse und sehr positiv auf das Herz-Kreislauf-System aus.
Und auch hier gibt es sehr viele Varianten. Die folgenden Schilderungen beschränken sich auf die Ausführung mit Beinbeteiligung (so dass der vordere Oberschenkel an der Kraftentwicklung beteiligt ist).
Stellen Sie sich mit schulterweitem Stand und den Füßen nach vorne zeigend dicht an die Langhantelstange. Die Schienbeine berühren fast millimeterdicht die Langhantel und während der gesamten Bewegung sollte die Stange so dicht wie möglich an den Beinen entlang gezogen werden.
Gehen Sie wie bei Kniebeugen in die Hocke und umfassen Sie die Stange im Wechselgriff. Allerdings reicht es hier, wenn die Oberschenkel etwas höher als parallel zum

Boden sind. Die Unterschenkel stehen senkrecht zum Boden. Gehen Sie beim Kreuzheben auf keinen Fall zu tief in die Hocke, der Hüftknochen muss leicht über der Höhe des Kniegelenks bleiben, sonst werden Sie die Übung nicht mit dem entsprechenden Gewicht ausführen können.
Bei schlechten Hebeln (z.B. lange Oberschenkel) halten Sie sich in der Ausgangsposition an der Stange fest, sodass Sie nicht nach hinten fallen bzw. nach hinten fallen würden, wenn Sie diese in dieser Position loslassen würden.
Aber auch hier ist es extrem wichtig, dass der Rücken angespannt bleibt und der Brustkorb nach vorne gewölbt wird („Stolze Brust"). Die Schultern werden nach hinten gezogen und bleiben auch dort. Die Arme sind immer gestreckt. Beugen Sie niemals die Arme während des Hebevorgangs. Es mag sein dass man 40, 50 oder gar 70 kg curlen kann (Langhantelcurl), aber das kann man nicht bei einem Gewicht wie beim Kreuzheben, welches je nach Leistungsstand locker mehrere Zentner betragen kann.
Bauen Sie, sobald Sie die Stange erfassen, möglichst viel Spannung auf. Bevor Sie zu ziehen beginnen, sollte die leicht gehockte Grundposition schon in totaler Spannung aller beteiligten Muskeln eingenommen worden sein.
Beim Anheben sollten sich Hüfte und Oberkörper möglichst gleichzeitig aufrichten und eine gleichmäßige Kraft- und Spannungsentwicklung in allen beteiligten Muskeln (vordere und hintere Oberschenkel-, Gesäß-, Rückenmuskulatur, hintere Schulter- und Armmuskulatur, Bauchmuskulatur usw.) entstehen. Lehnen Sie sich beim Ziehen niemals nach vorne. Man zieht nach oben und hinten. Ziehen Sie gleichmäßig ohne Ruck und Schwung das Gewicht bis auf Hüfthöhe. Am Ende der Bewegung stehen Sie aufrecht, mit geradem Rücken und nach hinten gezogenen Schultern. Ziehen Sie niemals am oberen Punkt der Bewegung nach, nach dem Motto „eine Wdh Kreuzheben + eine Wdh Shrugs dazu". Das ist nutzlos und zudem sehr gefährlich. Vermeiden Sie an jedem Punkt der Bewegung einen Rundrücken und lassen Sie nicht die Schultern nach vorne fallen.
Der Wechselgriff erlaubt die Verwendung sehr hoher Gewichte. Sollten die Hände sich trotzdem öffnen, was nach vielen Wdh vorkommen kann, dann verwenden Sie Magnesia und/oder Zughilfen. Auch ein Training der Griffkraft ist zu empfehlen (Stehen im Powerrack mit einer schweren Langhantel, an der Klimmzugstange locker hängen, bis sich die Hände öffnen, Unterarmrolle usw.). Wenn Sie das Gefühl haben, dass sich im Laufe der Zeit ein muskuläres Ungleichgewicht im oberen Rücken und/oder dem Schultergürtel einstellt, dann wählen Sie ruhig statt dem Wechselgriff einen normalen Obergriff.
Tragen Sie rutschfestes Schuhwerk mit möglichst flacher Sohle (sehr bewährt, auch wenn es vielleicht zum Schmunzeln anregt, haben sich Gymnastikschuhe aus dem Turnen) und bewegen Sie niemals Ihre Füße während der Übung oder rutschen gar hin und her.

Wenn Sie das Glück haben, eine Trainingseinrichtung gefunden zu haben, in der Sie das Gewicht bei der Abwärtsbewegung nun quasi nach unten fallen lassen können (Kreuzheberplattform), dann ist das zwar oftmals eine laute, aber dennoch feine Sache. Gerade bei höheren Lasten und längerer Satzdauer wird es zum Ende des Satzes beinahe unmöglich, das Gewicht noch kontrolliert und mit geradem Rücken herunter zulassen. Versuchen Sie aber, ob Sie es nun scheppern lassen dürfen oder nicht, zunächst immer das Gewicht kontrolliert zu heben und auch so wieder abzulegen. Schmeißen Sie niemals das Gewicht mit Wucht nach unten. Das kann schnell ins Auge bzw. ans Schienbein gehen und ist auch für unsere Zwecke nicht nötig. Strecken Sie nicht den Bauch während der Übung heraus, halten Sie ihn flach und angespannt und vermeiden sie Pressatmung und übermäßige Hohlkreuzbildung.
Nach der Wdh können Sie kurz Ihre Hände von der Stange lösen oder sich gar ohne Gewicht kurz aufrichten, sodass sie eine Pause zwischen den Wdh haben.
Wenn Sie Kreuzheben nicht in der Version ausführen können oder wollen, können Sie stattdessen Kreuzheben ohne Beinbeteiligung und Rudern vorgebeugt (Langhantelrudern, T-Bar Rudern usw.) mit ins Programm nehmen. Aber geben Sie Kreuzheben eine echte Chance. Korrekt ausgeführtes Kreuzheben ist die beste Vorsorge für einen beschwerdefreien starken Rücken, eine Option für generellen Masseaufbau und, falls Wettkampfambitionen vorhanden sind, ist es die Übung, welche für die spektakulärste und massivste Rückenansicht des Abends sorgen wird. Die legendärsten und besten Rückansichten im BB gehörten auch immer denen, die unglaublich stark im Kreuzheben waren. Auch hier gilt: eine korrekte Technik sorgt für einen starken, massiven und beschwerdefreien Rücken, eine schlechte Technik, vor allem bei viel zu hohem Gewicht, kann alles ruinieren und das schnelle Ende der eigenen Karriere bedeuten.

Kniebeugen und/oder Kreuzheben mit hohen Wiederholungszahlen sind vor allem die ersten Trainingsjahre der Dreh- und Angelpunkt bei PITT-Force®, wenn es um die körperliche „Metamorphose“ bzw. die Entwicklung maximaler Muskelmasse gehen soll. Man kann diese Übungen auch durch eine Vielzahl von Maschinenübungen auswechseln, aber niemals gänzlich ersetzen.

Schrägbankdrücken

Auch beim Brusttraining entscheidet unter anderem die Ausführung über Erfolg oder Frust. Die Haltung der Wirbelsäule, des Schultergürtels und die Position der Ellbogen usw. spielen bei den meisten Übungen eine gewaltige Rolle, wenn es darum gehen soll, ob man nun die angestrebten Muskelpartien erreicht oder nicht. Man liest oft, dass die Übung X für das und jene Übung Y für diesen Muskel usw. gut sein soll, aber in der Praxis gehen Trainierende oft den Weg des geringsten Widerstands und wählen meist

die Version, die im ersten Augenblick mehr Gewicht erlaubt, aber die leider den anvisierten Muskel verfehlt.
Bei allen Übungen ist es wichtig, dass man sich wieder einmal eines vor Augen hält: Wenn ich einen Muskel mit einer Übung nicht erreiche, nicht unter Spannung setze, dann erfolgt kein Reiz. Da kann man sich noch so sehr anstrengen und gut ernähren. Ohne Ursache keine Wirkung und ohne Reiz kein Wachstum (**Kausalität**). Der Stein wird beim Training im Satz ins Rollen gebracht und wenn dies nicht geschieht, ist selbst die größte Leistung nur ein schwacher Trost. Oftmals entscheiden kleine Nuancen darüber, ob man sich nur sinnlos verausgabt hat oder es tatsächlich geschafft hat, den Muskel ausreichend zu stimulieren. Auch wenn die Meinungen teilweise stark auseinander gehen, ob der Pump beim Training nun essenziell nötig ist oder nicht; er ist, mal ganz abgesehen von den bereits erwähnten positiven Begleiterscheinungen, ein guter Indikator dafür, ob man den trainierten Muskel in einer Übung auch wirklich unter Spannung gesetzt hat oder nicht. Nur ein Muskel, der mit einer entsprechenden Ausführung einer ausreichend hohen Spannung ausgesetzt wird, schnürt seine Blutzufuhr während der Kontraktion ab. Eine ausreichende Anzahl von intensiven Kontraktionen sind das wesentliche Element beim Muskelaufbau. Und wenn der Muskel ausreichend stark genug von der Blutversorgung während der Anspannung und durch die selbige unterbunden wurde, dann kommt es zur anschließenden Mehrdurchblutung bzw. zu einen merklichen Pump.
Bekomme ich das mit einer Übung nicht hin, dann sollte die Technik überprüft werden. Wenn sich dann immer noch kein merkliches Gefühl in dem trainierten Bereich einstellt, kann es gut möglich sein, dass die Übung nicht für die eigenen Verhältnisse geeignet ist und nach effektiveren Alternativen gesucht werden sollte.
Bei schweren Druck-Übungen, welche die Brust trainieren sollen, ist es ratsam, die Schultern nach hinten und nach unten zu ziehen. Es erfordert oftmals geduldiges Üben und zudem starke Muskeln des oberen Rückens (mittlerer Trapez) und des Schultergürtels. Oft wird dies bereits intuitiv oder automatisch vollzogen. Manche haben auch das Glück, dass von Beginn an darauf sorgsam verwiesen und geachtet wurde. Bei Bankdrückwettbewerben z.B. kann man das gut beobachten, wenn die Teilnehmer vor dem Aufnehmen der Hantel eine Art „Brücke“ bilden, dabei eine hohe Spannung von Kopf bis Fuß aufbauen und die Schultern förmlich in die Bank „eingraben“. Eine megakorrekte Technik ist bei den Disziplinen des Kraftdreikampf einfach Pflichtfach. Da diese „Brückenbildung“ jedoch sehr viel Technik, Erfahrung und Übung voraussetzt und die Stimulation der oberen Brustmuskeln beim regulären flachen Bankdrücken recht bescheiden ausfällt, beschränken sich die folgenden Ausführungen hauptsächlich auf das Schrägbankdrücken. Beim Schrägbankdrücken ist es nicht nötig, eine derartig starke Anspannung im unteren Rücken zu bilden, welche die Gefahr birgt, bei schlechter Umsetzung die Bandscheiben zu überlasten. Die besondere Haltung, also Brustkorb gewölbt, Schultern nach unten und hinten, kann des Weiteren viel einfacher eingenom-

men werden. Der untere Rücken sollte dabei in seiner natürlichen leichten Krümmung kontrolliert unter Spannung gehalten werden. Eine zu starke Lordosierung ist zu vermeiden.
Wenn die Schultern nicht in der oben beschriebenen Position gehalten werden, kann es gut möglich sein, dass man mit Drückbewegungen alles Mögliche trainiert, nur nicht die Brust. Schlechte Technik ist bei vielen Anwendern und vor allem bei jenen, welche über schlechte Hebel verfügen (lange Oberarme, schmale Schlüsselbeine, schwacher Schultergürtel, schwache obere Rückenmuskeln usw.) oft der Grund für mangelnde Kraft und Brustmuskelentwicklung. Wer seine Schultern während des Drückens nicht still halten kann und zudem eine schlechte Haltung des Oberkörpers einnimmt, sollte sich über mangelnde Fortschritte nicht beklagen (und gesellt sich zu dieser Problematik ein scheinbar chronischer schmerzhafter Muskelkater in der Brust, was nicht selten der Fall bei unkorrekter Technik ist, dann sollte schnellstens die Notbremse gezogen werden, weil die Muskeln sonst irgendwann überhaupt nicht mehr reagieren. Ständige Überbelastung der elastischen Komponente trotz ausbleibender Reizsetzung des Muskelgewebes...ein trauriger und leider auch sehr häufiger Fall in der Praxis). Wenn Ichnen diese Position schwer fällt und/oder keine kompetente Betreuung dafür Sorge tragen kann und zudem kein Trainingspartner vorhanden ist, der beim Rein- und Rauslegen der Hantel unterstützt (mit einem Partner ist es oft leichter, die Position der Schultern zu halten, weil man sich nicht mehr auf das Herausheben der Hantel konzentrieren muss, was leicht die Spannung wieder einstürzen lässt), ist oftmals ein Wechsel zu geeigneten Maschinen eine sehr gute Option (z.B. Multipresse „Smith Machine“, Duales System „Plate-loaded“, diverse Brust- und Bankdrückmaschinen allgemein usw.).

Die Bank sollte einen Winkel von ungefähr 30 bis 45 Grad haben, die Hände umfassen die Hantel und der Daumen schließt ab. Die Handgelenke dürfen nicht übermäßig abknicken. Die Hantel wird langsam und kontrolliert zur oberen Brust abgesenkt (Schlüsselbeine). Die Ellbogen sind seitlich ausgestellt, um die Belastung auf die Brustmuskeln zu verteilen. Von hier aus wird, ohne übermäßiges Rucken und Zucken, die Hantel alleine mit der Kraft der Muskulatur nach oben gedrückt. Vermeiden Sie ein Abfedern von der Brust. Ganz hervorragend klappt die korrekte Technik an Maschinen, bei denen man das Gewicht mit der positiven Phase der Bewegung starten und (manche Hersteller bieten hierzu eine prima Einstiegshilfe an ihren Maschinen an) auch dort wieder ablegen kann.
Überstrecken Sie nicht die Ellbogen am Ende der Bewegung bzw. wenn das Gewicht oben ist, bringt es nichts, dort zu lange zu verweilen. Es sei denn, es handelt sich um eine Vorrichtung, bei der zum Ende der Bewegung eine Gipfelkontraktion stattfindet, welche zudem keine Gelenkbelastung provoziert. Beim Schrägbankdrücken mit der freien Hantel ist es theoretisch sogar nicht nötig, die Arme ganz durchzustrecken und es gibt viele Ansichten, welche dies sogar als gefährlich für die Ellbogengelenke ein-

stufen. Versuchen Sie sich zunächst jedoch an der kompletten Bewegung, wenn Sie dann stärker werden, sollten Sie selber entscheiden, welche Ausführung vorteilhafter ist.
Am Ende einer Wiederholung legen Sie die Gewichtslast (bei freiem Gewicht am besten unter Mithilfe eines kompetenten Trainingspartners) wieder zurück in die Ablage, machen eine kurze Pause und beginnen das Spiel wieder von vorne.

Falls die Möglichkeit eines „**Powerracks**“ vorhanden sein sollte, empfiehlt es sich sehr die verschiedenen Varianten des Drückens (Schrägbank, Flachbank usw.) in diesem zu absolvieren. Somit vereint man alle Vorteiles eines guten Racks mit einem optimalen PITT-Force® Training (Start mit der positiven möglich, freies Training mit der Langhantel, sehr gute Umsetzbarkeit der Pausen durch die Sicherheitsstäbe usw.). Wenn es um bestmögliches Training mit freien Gewichten geht, ist ein „Powerrack“ kaum zu schlagen. Dies gilt für so ziemlich alle schweren und effektiven Übungen die man mit einer Lang- und/oder „SZ“-Hantel machen kann (Kniebeugen, Drücken, Rudern, Curlen, French Press usw.).

Klimmzüge

Klimmzüge in allen Varianten sind eine hervorragende Übung und bei entsprechend beständigen Trainieren derselbigen, bringen sie massive Resultate für Arme und Rückenmuskeln. Ein Rücken, welcher mit schweren Zug- und Ruderbewegungen wie Klimmzüge, Rudern vorgebeugt und Kreuzheben aufgebaut wurde, lässt jeden Rücken, der nur mit endlosen Rock N' Roll- Bewegungen am Kabelturm mal eben so hingepumpt wurde, im direkten Vergleich neben sich erblassen. Das kann man bei jedem BB-Wettkampf auf jeder Ebene immer wieder beobachten. Und dies ist auch gut so, denn letztendlich sollte ja der Fleißigste gewinnen.

Aber selbst für den Hausgebrauch ist es unerlässlich, dass ein Rücken auch funktionelle Kraft hat bzw. wie peinlich ist es, wenn man alle Türme und Maschinen im Studio mit der oftmals vorherrschenden Wipp- und Schwung-Technik auseinander reißen kann, aber es nicht einmal möglich ist, auch nur einen sauberen Klimmzug mit dem eigenen Körpergewicht zu schaffen (das gilt übrigens für viele Übungen mit dem eigenen Körpergewicht: Dips, Liegestütze, Klimmzüge usw. sollte man immer ausführen können, sonst sind selbst die größten und schönsten Muskeln nur eine nutzlose Fassade). Die Ausführungen beschränken sich auf die zunächst einfachste Version: den Klimmzügen im engen Untergriff. Aber vieles, was hier beschrieben wird, gilt natürlich auch für die anderen Versionen. Wenn Sie routinierter und stärker in der Übung werden, kann noch immer zu den Versionen im Obergriff und/oder einer weiten Griffhaltung gewechselt werden.

Die Hände umfassen hierbei die Stange im Untergriff etwas schmaler bis schulterbreit und Sie ziehen sich mit Hilfe der Arm- und Rückenmuskeln möglichst hoch an die Stange. In der Endposition ist der Brustkorb nach vorne gewölbt und die Schultern wurden so weit wie möglich nach unten und hinten gezogen. So wie Viertelbewegungen bei Kniebeugen keine effektive Kniebeuge sind, so sind auch Klimmzüge, welche nur im oberen Viertel der Bewegung ausgeführt werden, nicht nutzbringend. Es ist zwar nicht nötig und evtl. sogar bei falscher Umsetzung gefährlich, dass man sich ganz aushängt, um mit der positiven Phase der Bewegung zu starten, aber es bringt nicht die Ergebnisse, die man anstrebt, wenn man fast nur mit dem Kinn um den Bereich der Stange kleben bleibt und sich nur millimeterweise hoch und runter wippt. Achten Sie also auf eine möglichst komplette Bewegung.

Auch bei Klimmzügen und bei allen Ruder- und Zugbewegungen für die Muskeln des Rückens allgemein, ist die Position der Schultern und Ellbogen mit ausschlaggebend dafür, ob man mit dieser Übung Bereiche trifft, welche man entwickeln will. Trainierende klagen nicht selten über mangelnde Rückenentwicklung, fehlenden Kontakt zum Latissimus und dass sich oftmals nur der Bizeps beim Rückentraining aufpumpt und belastet wird, aber die Muskeln des Rückens kaum erreicht bzw. nennenswert stimuliert werden. Während es bei Übungen für die Brust ratsam ist, die Schultern fix zu halten, damit die Brustmuskeln optimale Spannung entwickeln können, ist es beim Rückentraining fast genau anders herum. Die oberen Rückenmuskeln haben zum einen die Funktion, die Schultern von vorne nach hinten und von oben nach unten zu ziehen **und** zum anderen die Arme herunter und hinter den Körper.
Das sieht in der Praxis dann wie eine flüssige Bewegung aus, sind aber zwei zusammengesetzte Aktionen.
Wenn ein Trainierender über schlechte Resultate klagt, kann man oft beobachten, dass er zwar die Arme anzieht, aber die Schultern vorne stehen lässt. Es empfiehlt sich, die beiden Funktionen hintereinander zu üben. Eine gute Hilfe ist hierbei, dass man sich an die Übung begibt (z.B. an die Klimmzugstange hängt, die Stange beim Latzug erfasst oder an den Ruderbock setzt und den Griff erfasst usw.) und versucht, das Gewicht zu bewegen, ohne die Arme zu beugen. Also die Schultern bewusst nach unten oder hinten (je nach Übung) zu ziehen, nur mit Hilfe der Rückenmuskeln und jedoch gänzlich ohne Armbeteiligung. Weit wird man hierbei nicht kommen bzw. es ist nur eine kurze Strecke. Aber darum geht es auch nicht. Es geht darum, zu lernen mit den Muskeln des oberen Rückens die Bewegung einzuleiten, sodass es am Ende eine flüssige kraftvolle Bewegung wird, bei der die Arme nur als „Haken“ dienen und am Ende der Bewegung eine volle Kontraktion im Latissimus und den übrigen Muskeln des Rückens entsteht. Die Schultern sind in der Endposition hinten, der Brustkorb vorgewölbt und von engen Klimmzügen mal ausgenommen, befindet sich der Oberarm nicht in einem spitzen

Winkel, sondern bildet einen rechten Winkel zum Unterarm. Auch ohne große Gewichtsbelastung kann man dies üben. Auch hier gilt, dass man einen Muskel, welchen man nicht willkürlich anspannen kann, nicht so gut entwickeln kann. Die Ausarbeiten eines guten Biofeedbacks ist gerade bei den Rückenmuskeln von größter Bedeutung. Die „T-Shirt"-Muskeln Brust, Schultern und Arme sind leichter zu erreichen, weil man sie anfassen und somit leicht „erfühlen" kann. Ein Kontakt ist wesentlich schneller vorhanden.

Bei Ruderbewegungen empfiehlt es sich zudem, die Arme so dicht wie möglich am Körper vorbeizuziehen, um den „Lat" optimal zu kontrahieren. Stellen Sie sich einfach vor, dass die Arme sich hinter dem Körper treffen wollen und dass dabei die Ellbogenspitzen etwas zusammendrücken. Das alles klappt aber nur, wenn eine gerade Haltung vorliegt. Mit angespannten Bauchmuskeln und gekrümmtem Oberkörper ist das nicht möglich. Nur wenn die Haltung absolut korrekt und gerade und der Brustkorb gewölbt ist, kann man den Lat optimal erreichen.
Wenn Sie die volle Technik beherrschen, dann würden Sie eine Zug- oder Ruderbewegung mit leicht angewinkelten Armen starten, während die Schultern gestreckt sind und der Rücken bereits auf Spannung ist (Vorsicht: ohne zu überstrecken bzw. kein aushängen!). Dann ziehen Sie sich oder das Gewicht an, indem Sie die Schultern nach hinten und unten ziehen und ziehen die Oberarme mit einer minimalen Verzögerung nach, sodass zum Schluss Schultern und Oberarme gleichzeitig die Bewegung abschließen und die Rückenmuskeln voll kontrahiert sind. Danach senken Sie sich langsam wieder ab, lösen ihren Griff von der Stange und nach der lohnenden Pause geht es wieder von vorne los.
Auch hier gilt: die Muskeln kontrollieren das Gewicht und nicht umgekehrt und nicht der Schwung, sondern die Muskelkraft machen die ganze Arbeit.

Überzüge

Überzüge sind eine weitere fantastische Übung, welche eine Menge Muskeln trainiert und hohe Spannungszustände ermöglicht. Um die Gewichtung möglichst auf die Brustmuskeln zu legen und gleichzeitig den Vordehnungsreflex auf ein optimales Minimum zu reduzieren, schlage ich folgende Ausführung vor:
Legen Sich mit dem Oberkörper quer über eine Trainingsbank. Das Hinterteil ist abgesenkt, die Beine werden locker aufgestellt. Hinter der Bank ruht die Kurzhantel aufgestellt auf einer Vorrichtung (Gummimatten, Gewichtsscheiben, Erhöhung usw.), so dass Sie diese mit beiden Händen umfassen können. Die Ellbogen sind leicht angewinkelt und die Oberarme befinden sich auf Kopfhöhe. Von hier aus wird die Kurzhantel mit Hilfe der Muskeln der Brust, des Serratus, des oberen Rückens und des Trizeps kraftvoll, konzentriert und ohne Schwung auf Gesichtshöhe angehoben. Am Ende der

Bewegung stehen die Oberarme beinahe senkrecht zum Boden. Die Bewegung geht nur von den Schultern aus, ohne dass die Armposition (leicht angewinkelt) verändert wird. Die Arme sollten starr gehalten werden und der Trizeps sollte die Bewegung nur unterstützen und nicht leiten.
Eine übertriebene Hohlkreuzbildung ist zu vermeiden. Auch sollte der Oberkörper keine Wippbewegungen während der Ausführung erzeugen. Ein Überstrecken der Arme und Schultern nach hinten ist auf jeden Fall zu vermeiden.
Die Arme sollten nur soweit angewinkelt werden, wie es nötig ist. Ein gewisses Anwinkeln der Oberarme ist unausweichlich und auch nicht verkehrt. Die Übung ausschließlich mit gestreckten Armen auszuführen, limitiert die Gewichtshöhe und belastet zudem extrem die Ellbogen und Trizepsmuskeln. Überbelastungssymptome können die Folge sein und das sollte man nicht provozieren. Die Hantel wird wieder zurück in die Ausgangsposition abgesenkt, der Griff wird leicht gelockert, so dass sich die Muskeln entspannen können und dann folgt die nächste Wiederholung. Wer keine Möglichkeit hat diese Version auszuführen, der kann sich auch auf den Boden legen. Wem beide Ausführungen nicht liegen und Überzüge zudem eher als reine Übung für den oberen Rücken empfindet, der kann auch die gewohnte Version machen, wo Start und Ende der Bewegung vor dem Körper und nicht hinter dem Kopf sind. Die Hantel kann hierbei in den Pausen auf dem Bauch, auf der Bank oder in den helfenden Händen des Partners kurz abgelegt werden.
Wer das große Glück besitzt und in einer Einrichtung trainiert, welche über eine gute Überzugmaschine verfügt (in „modernen" Einrichtungen ist dies leider oft nicht mehr üblich), der kann dies natürlich auch an dieser ausführen. Die Belastungskurve ist aber bei der Mehrzahl der Hersteller so gestaltet, dass eine Gipfelkontraktion am Ende der Bewegung stattfindet und somit ausschließlich die Muskeln des oberen Rückens und vor allem der Lat, unter völligem Ausschluss der Arme trainiert werden. Die Übung würde dann, falls ein Split-Programm vorliegt, am Rückentag absolviert werden (mit dem großen Vorteil, dass der Latissimus erreicht wird, ohne das ein vorheriges Versagen des Bizepsmuskels mit einkalkuliert werden muss).

Dips

Bei Dips werden ähnliche Muskelpartien trainiert wie beim Schrägbankdrücken, also hauptsächlich die Brust, die Schultern und der Trizeps. Da ich jedoch davon ausgehe, dass nicht jeder die Möglichkeit eines variablen Dipständers besitzt (also ein Dipständer bei dem man unterschiedliche Abstände zwischen weitem und engem Griff wählen kann), gilt die hier beschriebene Version für einen engen bis mittleren Griff, bei welchem die Hauptlast von Schultern und Trizeps bewältigt wird. Ein weiter Dipständer bietet viele Optionen, gerade für jene, welche ihre Brust mit regulären Druckübungen nur schwer erreichen.

Zwei Ausführungen bieten sich an:
Einmal jene, bei welcher man sich zuerst aufrecht auf die Barren stützt, kontrolliert absenkt und, sobald die Arme einen rechten Winkel leicht überschritten haben, wieder hoch drückt und dann pausiert oder die Version, wo man mit der positiven Bewegung anfängt und sich hoch drückt, und nach dem herunterlassen pausiert (Vorteil des Starts mit der positiven Phase).
Bei beiden Versionen ist es wichtig, dass man sich nicht zu tief „aushängt" und dadurch die Gefahr besteht, dass Ellbogen und Schultergelenke überlastet werden. Bei beiden Ausführung findet die Bewegung ausschließlich in den Schultern und Armen statt, der Rest des Körpers verharrt ruhig und wird nicht mit zappelnden Bewegungen unterstützend mit einbezogen. Der Kopf und der Oberkörper sind leicht nach vorne gebeugt und die Hände umfassen die Holme so, dass sie nicht abknicken. Auch hier gilt, erst werden die Wdh-Zahlen erhöht, dann das Gewicht bzw. es macht erst Sinn sich zusätzlich Gewichte umzuhängen, wenn man locker und sauber mit dem eigenen Körpergewicht 20 Wdh schaffen kann.

Die obigen Übungen sind sicher nicht unersetzlich. Es gibt sehr viele schöne und produktive Übungen. Aber bevor Sie eine Unmenge an weiteren Übungen und Varianten ins Programm nehmen, sollten Sie jeder Grundübung eine echte Chance geben. Nicht, weil Sie so schön anstrengend sind, sondern weil sie sich in der Praxis einfach unzählige Male bewährt haben und mit wenig zeitlichem Aufwand einen großen Anteil an Muskelmasse erreichen und stimulieren und schon tonnenweise Muskelfleisch auf die trainierende Welt gepackt haben.

Trainieren Sie, wenn auch nicht in den Basics näher aufgeführt, auch ihren Bauch, die Unterarme und vor allem die Waden. Die Waden sind sehr wichtige und schöne Muskeln und werden leider viel zu oft sträflich vernachlässigt. Zudem sind sie funktionelle und nötige Muskeln des Körpers, wie alle anderen auch. Halbwahrheiten und Irrtümer, wie dass sie z.B. angeblich jeden Tag durch das eigene Gehen bereits ausreichend gefordert werden oder dass sie gar täglich und am besten mit 20 Sätzen und 50 Wdh pro Satz stundenlang gereizt werden müssen, vergessen Sie bitte lieber sofort. Glaube ermöglicht ja bekanntlich vieles, aber eine negative Suggestion falscher Tatsachen hat schon des öfteren so manche Motivation und so manches Potenzial im Keim ersticken lassen.
Wenn Sie ihren Waden die gleiche Beachtung schenken wie ihrem Bizeps, heißt das zwar noch lange nicht, dass sich beide gleich imposant entwickeln, aber Sie werden auf jeden Fall Waden bekommen. Wie weit sich allerdings Ihre Waden bzw. Muskeln generell entwickeln, ist eine Sache, die Sie selber erkunden müssen. Wenn Sie es nicht

lange genug beherzt ausprobieren (und lange kann beim Training „Jahre“ bedeuten), werden Sie es auch nie erfahren.

4. Ernährung

Wenn schon beim Training auf Muskelwachstum eine ziemliche Verwirrung und Vielzahl von Ansichten und Meinungen besteht, so erreicht die allgemeine Unklarheit beim Thema Ernährung ihren Höhepunkt. Dieses Thema wird hier allerdings auch nur kurz angerissen werden, weil es auf der einen Seite viel zu komplex ist, als dass man es für den Einzelfall mal eben auf eine paar Seiten erklären kann und weil es auf der anderen Seite bei weitem **nicht** den oftmals propagierten und vor allem nicht den dadurch automatisch erhofften gewaltigen Vorteil auf das angestrebte Muskelwachstum bringt. Es ist schon traurig genug, dass man im BB um ein Buch über Training verkaufen zu wollen, auf ein Thema eingehen muss, welches sich in den letzten 30 Jahren zum größten Märchenschloss von allen entwickelt hat und auf welches auch mit Sicherheit in Zukunft der Grossteil der Branche wie eine stetig wachsende Sandburg ruht.
Training ist hart und nichts auf der Welt kann einem das abnehmen oder das stärker werden erleichtern, auch wenn dies seit der Erfindung des „Zaubertranks" in einigen „Comic-Heften" als ewige Wunschvorstellung in den Köpfen der Anwender und Befürworter herum schwebt. Auch beim Kapitel Ernährung spielen die eigenen Voraussetzungen und Verhältnisse eine große Rolle und oft ist nicht nur entscheidend was man isst, sondern auch wer es isst und wie man es isst, in welcher Kombination usw. Zudem überschneidet sich das Thema des öfteren mit dem großen Thema Gesundheit. Also einem Begriff und seinen verschiedenen Interpretationen und Sichtweisen, mit welchem wiederum nach dem Prinzip Hoffnung viel Geld gemacht und Hokuspokus veranstaltet wird, obwohl eine allgemein akzeptierte Definition nur schwer möglich ist. Und auch hier kommt in Verbindung mit Wörtern wie abnehmen, zunehmen, Muskelaufbau, Fett verbrennen, Training usw. oft eine Vorgehensweise zum tragen, die meistens leider weit am Ziel und an dem Gesundheitsgedanken schon lange vorbeischießt, ohne dass es vom Befürworter/Anwender so gewollt war. Schön- und Schlankheitswahn, Mangel an Geduld und persönliche Fehleinschätzungen in Bezug auf die eigenen genetischen Dispositionen gehören sicher mit zu den Gründen für die vielen teilweise destruktiven oder gar kontraproduktiven Ernährungsrichtlinien der Branche. Zudem, warum sollten sich (vom erhöhten Energie- und Eiweißbedarf mal abgesehen) Sportler eigentlich großartig anders ernähren, als der Durchschnittsbürger? Sollten sich nur bewegende Menschen leistungsfördernd, bewusst und möglichst gesund ernähren und die sitzende Bevölkerung etwa nicht?!

„*...Ernährung macht den größten Anteil am Erfolg aus und wenn man sich falsch ernährt, werden weder die Muskeln wachsen noch Fett abgebaut.....*",

sind die häufigen Schlachtrufe der Erfolgreichen und Schönen (**„kein Gewinner glaubt an den Zufall"**) und vor allem derer, die mit ihren Wundermethoden und Mitteln ihren Sparstrumpf stopfen wollen. Dass dies oft mit einem Hauch des Fantastischen untermalt wird und bei einem nüchternen Beobachter sofort auf Zweifel stößt, dürfte klar sein und nicht nur, weil es einfach nicht stimmt, sondern weil auch hier die Realität/Praxis oftmals ein komplett anderes Bild zeigt. **Wer ernsthaft behauptet, dass Ernährung einen höheren Prozentsatz als Training ausmacht, ist entweder naiv oder muss von seinen Überzeugungen leben**. Ja, es gibt tatsächlich Leute, die verdienen Ihr Geld damit, den Neueinsteigern im Training zusätzlich und wohlwollend, ein exakt für ihre individuellen Verhältnisse und für immer, ewig und drei Tage gültiges, zusammengeschustertes Ernährungsprogramm herbeizuzaubern. Wieder mal ein Beispiel, wo mehr Geld mit der Unwissenheit und Hilflosigkeit anderer gemacht wird, als mit den eigenen Fähigkeiten. Aber meistens glauben die diversen Ernährungsexperten auch wirklich an ihre Praktiken und versuchen diese, in gut gemeinter Absicht, an die unzähligen Rat-Suchenden zu vermitteln. Schließlich gibt es ja auch hier eine endlose Anzahl von „wissenschaftlichen Studien“ und „Beweisen“. Je mehr man sich jedoch mit dem Thema befasst, umso eher merkt man, dass es zum heutigen Zeitpunkt keine universelle Meinung unter den Gelehrten (und den Geschäftsleuten der Branche...) gibt und auch so schnell nicht geben kann (und dass, wenn es um die „real world“ geht, Studien leider fast null Aussagekraft haben. Aber das leidige Thema „Studien von Eunuchen für Eunuchen“ bzw. „eine Studie beweist nur was sie beweisen will“ hatten wir ja schon zu genüge beim Kapitel Training).

Achtung:
Für Trainierende und/oder Athleten, welche sich in einer unmittelbaren BB Wettkampfvorbereitung befinden oder diese planen, stellt die Ernährung sicher einen wesentlichen, zum Wettkampftag hin sogar den wesentlichsten Faktor beim angestrebten Erfolg dar. Wenn eine gute Trainingsplanung schon ein Kunstwerk ist, so ist eine Wettkampfdiät, bei der selbst das letzte überflüssige Quäntchen Fett und Wasser unter der Haut verschwindet, die krönende Meisterprüfung. Ich betreue nun seit beinahe 20 Jahren Athleten auf allen Ebenen im Leistungsbereich und es ist jedes Mal eine der schönsten und faszinierendsten Herausforderungen, dies gemeinsam mit dem Athleten erleben und meistern zu dürfen. Alles muss exakt und individuell durchgegangen und sorgfältig geplant werden. Man kann dabei oft schon an kleinsten Nuancen und teilweise am sich verändernden Hautbild erkennen, welche Fehler gemacht wurden und behoben werden müssen, um auf den Tag X in Topform zu landen.
Aber so ein akribisches Vorgehen und diverse extreme Methoden, welche dazu dienen sollen, ein extremes Aussehen (es mag vielleicht sein, dass ein Körperfettanteil von unter zehn Prozent als „schön“ gilt, aber es ist weder für jeden gesund noch erreichbar) zu erlangen, spielen nur für Wettkampfathleten, also nur für ca. **0,1%** der gesamten Trainierenden, eine gewichtige Rolle und es herrscht schon genug Wahnsinn bzw. es sind schon viel zu viele, teilweise nicht ungefährliche Praktiken aus dem Leistungsbereich in den oftmals gar nicht ernsthaft trainierenden Freizeitbereich hinüber geschwappt, so dass aus Gründen der Verantwortlichkeit, auf speziellere und vor allem extremere Methoden zu der Thematik nicht näher eingegangen wird.

Wenn man nämlich mal kurz überlegt, dass nur sehr wenige Trainierende über die entsprechenden Voraussetzungen für eine evtl. Leistungskarriere verfügen (Sorry, aber das ist in allen Sportarten der Fall, bzw. eine entsprechende Genetik ist die Grundvoraussetzung für jegliche Leistungssportart, da hilft auch oftmals das beste Training und die tollste Ernährung nicht viel), aber mittlerweile ca. 70% der regelmäßigen Studiobesucher, mit manipulativen Praktiken aus dem Spitzenbereich (u.a. Doping), ein teilwiese sehr gefährliches Selbstexperiment vollziehen und dies erschreckenderweise mittlerweile schon als akzeptierte Alltagspraxis angesehen wird, dann braucht es nicht mehr viel und man wird eine ursprünglich wunderschöne Sache, irgendwann gänzlich auf einen Nenner mit Drogenkonsum, zwanghaftem Körperkult und Selbstzerstörung setzen. Einen guten Ruf hatte das Training mit Gewichten ja leider noch nie und der zunehmende Trend, es mit roher Gewalt bzw. allen Mitteln zu versuchen, wird dies nicht gerade auf positive Weise ändern.

Aber zurück zum eigentlichen Thema.
Mit ein Grund für die extrem unterschiedlichen Ansichten zum Thema Ernährung ist natürlich auch hier wieder die Interpretation des Empfängers bzw. die oftmals vorherrschende Ungeschicklichkeit, mehrere Faktoren in vernünftiger Korrelation (Zusammenhang) zu sehen. Schubladen-Denken, also die naive Vorgehensweise, Sachverhalte in Gut oder Böse und Richtig oder Falsch einzuteilen und über einen einfachen Kamm zu scheren, führt oft dazu, dass vorschnell ein zu totales Urteil über Lebensmittel, Begriffe, Mengen und Methoden gefällt wird. Zudem wird das Individuum durch eine unübersichtliche Vielzahl an verschiedenen Aussagen zu den diversen Themen und durch die eigene Trägheit stark im eigenständigen Streben nach Wissen und Wahrheit blockiert.
Es herrscht leider, wie es schon immer beim Thema eigener Körper und was damit zusammenhängt war, ein extremer und bedauernswerter globaler Mangel an neutralem Wissen und allgemeiner nüchterner Aufklärung.

„Ist Salz nun gut oder schlecht? Ist Fett gesund oder nicht? Darf ich so und so essen oder nicht? Machen Kohlenhydrate dick oder nicht? Sind Kalorien gut oder schlecht? Habe ich Genetik oder nicht? Darf man abends essen oder nicht? Braucht man nun mehr Eiweiß oder nicht?“

Dass man bei solchen Fragen keine pauschale Antwort geben kann, dürfte eigentlich klar sein und nur durch bloßes Aufzählen und Erklären vieler Lebensmittel, Nährstoffe und Sachverhalte alleine, ist es leider auch nicht getan. Die Fähigkeit in „Spannen“ zu denken, ist eine Voraussetzung für das Verstehen von zusammenhängenden Faktoren und gerade bei Themen wie Training, Ernährung, Erholung usw. sehr gefordert. Es ist oft nicht hilfreich, seine Sichtweise auf ein absolutes Urteil und/oder pauschalisierte Mengenangabe zu stützen. Es gibt einfach in den meisten Fällen kein „Richtig oder Falsch, Gut oder Böse“. So etwas gilt in Filmen aus der Unterhaltungsbranche, wo die

Guten alle schön und weise, ehrlich und tadellos sind und die Bösen alle hässlich und fies, bösartig und heimtückisch. Aber in der Welt von Training und Ernährung ist das eben nicht so einfach in allgemeingültige Schubladen und Vorgaben für jedermann zu packen.
Alle Empfehlungen und Ausführungen, sei es zum Training oder halt zur Ernährung, sollten somit nicht als absolute Aussage oder ewige goldene Regel gewichtet werden. Wenn es in diesem Buch z.B. heißt, dass man Schwung auf einem nötigen Minimum halten sollte, dann heißt das im Umkehrschluss nicht, dass generell jede größere Beschleunigung etwas „Verbotenes" ist. Wenn hier steht, dass man oft zwar nur die Koordination verbessert, aber der Muskel kaum zu wachsen scheint, dann ist Koordination nichts böses. Eine gute Koordination ist wesentlicher Bestandteil eines guten Trainings. Wenn hier steht, dass eine zu starke Übersäuerung den Muskel behindert, heißt das nicht, dass Milchsäure komplett durch PITT-Force® verhindert wird oder absolut vermieden werden soll oder kann. Ein gewisses Maß an Laktatbildung ist immer vorhanden und bis zu einem gewissen Grad ist es sogar leistungsfördernd bzw. so gewollt. Wenn Ruhe wichtig für den Muskel ist, dann heißt dies nicht, dass man den Muskel am besten in Gips legen soll (soviel auch ganz kurz zu der naiven Verallgemeinerung, seinen Muskel nur einmal die Woche trainieren zu dürfen und dass Muskeln angeblich nur unter absoluter Inaktivität und/oder völliger Ruhe wachsen). Der systematische Wechsel von Belastung und Erholung in seinen verschiedenen Abstufungen und Formen ist der Trick. Und das kann man nicht pauschalisieren oder in einfache Tabellen zwingen. Wenn hier etwas über Übertraining geschrieben steht, so ist das nicht für den Trainierenden die „Inkarnation des Bösen". Es gilt vielmehr herauszufinden, wie hoch das eigene tolerierbare und vor allem kompensierbare Maß an Reizen über die momentane Schwelle hinaus nötig ist und wie weit ein parallel dazu verlaufendes und gleichzeitig stärker werdendes Maß an Übertraining individuell verpackt werden kann. Wenn erläutert wird, dass die negative Phase oftmals überinterpretiert wurde, dann heißt das auf keinen Fall, dass sie keinen Nutzen für die Hypertrophie hat, es soll eher dazu anregen mal darüber nachzudenken, in welchem Maße die negative Phase gewichtet werden soll und vor allem für wen und wann. Und was die Begriffe „Toleranz" und vor allem „Nötig" und „Möglich" hierbei für eine Rolle spielen. Wenn ständige Spannung hier unter die Lupe genommen wird, dann heißt das nicht, dass dieser Faktor keinen Wert für die Hypertrophie bzw. fürs Training hat oder gar falsch ist. Die Spannung ist mit das wesentliche Grundelement für die Hypertrophie und Höhe sowie Dauer sollten fein abgestimmt sein. Auch hier entscheidet das Maß und die individuelle Toleranz und vor allem das „wie man es macht" und „wer es macht".
Je eher man anfängt den Faktor Individualität mit einzubeziehen und in Spannen statt in Schubladen zu denken, umso eher wird einem einiges klarer und mit ein wenig Überlegung kommt man auf die meisten Lösungen zu all den unzähligen Fragen, die sich im Laufe des Trainings ergeben, dann ganz von alleine.
Und es müsste unter dieser Betrachtungsweise somit auch bei dem Versuch, das Training mit Hilfe einer speziellen Ernährung unterstützen zu wollen, mehr als klar sein,

dass z.B. Salz nicht etwas böses oder ungesundes ist. Es ist ein lebensnotwendiger Bestandteil, der in keiner Ernährung fehlen sollte. Aber durch das duale Denken ist die Sache mit dem Salz und dessen Verwendung stellenweise sehr verrutscht. Oder um es mal leicht übertrieben im Schubladen-Modus auszudrücken:
Ohne Salz und Wasser läuft überhaupt nichts im Körper und in den Muskeln. Egal, um welche Zielsetzung (Muskelaufbau, Gesundheit, Diät usw.) es geht.

Zumal es darauf ankommt, welche Trinkmenge parallel zum Salzkonsum zugeführt wird. Salz und Wasser sollten im richtigen Verhältnis, entsprechend der individuellen Zielsetzung, angepasst sein. So nehmen gerade jene, die Salz am nötigsten haben (Trainierende), oftmals viel zu wenig Salz zu sich und dies oftmals noch bei gleichzeitig sehr hoher Wasserzufuhr und auf der anderen Seite trinkt der sitzende und nicht trainierende Anteil viel zu wenig (es soll sogar Leute geben, die trinken nur Kaffee und nie reines Wasser), bei gleichzeitig viel zu hohem Salzkonsum (hauptsächlich durch „moderne Küche“ und die täglichen Fast Food Attacken). Gerade Bodybuilder z.B. haben oftmals eher ein „Wasserproblem“ als ein Fettproblem. Wenn man herausgefunden hat, wie das eigene Verhältnis von Salz und aufzunehmender Trinkmenge ist, kann man recht einfach in Form kommen, ohne großartige Einbrüche während der Vorbereitung und ohne dabei ständig das Fett als vermeintlichen Todfeind anvisieren zu müssen. Dann kann man sich auch diverse andere, teilweise sehr brutale Methoden, wie halt Salzentzug, totaler Kohlenhydrate-Verzicht, „Laden und Entladen“, „Fresstage“, mehrstündige „Cardioexzesse“ usw. sparen.
Die Athleten, die ich betreue und vorbereitet habe, machen so rabiate Methoden alle nicht und waren und sind immer die erfolgreichsten und härtesten Teilnehmer des Abends und das ohne jedes Mal vorher wochenlang ein langes und kraftloses Gesicht zu ziehen.
Es ist also im Wettkampf-BB weder für den Aufbau („Off-Season“) noch für eine Vorbereitung zwingend nötig, alles nachzuspielen, was man an irgendeiner Ecke gehört oder in einem bunten Magazin gelesen hat. Dafür gibt es einfach zu viele Beispiele von erfolgreichen Athleten, die noch nie so einen exotischen Aufwand betrieben haben.

„Fett – Staatsfeind Nummer eins?!“

Das Gleiche gilt für das Thema „Fett“. Fett wurde weltweit mit Hilfe der Medien zum „Todfeind“ erklärt und es scheint, als hätte ihm jeder Zweite den Kampf angesagt. Der Mythos „fettfreier Mensch“ ist zum absoluten Schönheitsideal aufgestiegen, mit all den katastrophalen Folgen und fürchterlichsten Auswirkungen auf das teilweise unwissende und leichtgläubige Individuum. Und während täglich zwei Drittel der Welt zusehen müssen, wie sie hungernd über den Tag kommen, macht sich der Rest dieses abgedrehten Planeten mit einer suggerierten Mission (hungern, strampeln und Pillen schlucken, bis man nach Meinung der Boulevardblätter als schön gilt) systematisch krank und

verrückt. Alles in Verbindung mit einer Methodik, die unter der gängigen Sicht und vor allem Vorgehensweise einfach nicht klappen kann.
Der moderne Mensch in unseren Breiten ist scheinbar das einzige Lebewesen auf diesem Planeten, dass, aus welchen in Eitelkeit getauchten Motiven auch immer, Zeit seines Lebens bestrebt ist abzunehmen. Natürlich alles unter dem Banner von „Schönheit und Gesundheit". Aber ob so ein Leben dann auch wirklich schöner und/oder gar gesünder ist, bleibt äußerst fraglich.
„Das erste was man bei einer Diät verliert, ist die gute Laune".
Fett ist nicht gleich Fett und Fett ist genauso wie das Salz lebenswichtig und extrem wertvoll für den menschlichen Körper und somit auch für die Muskeln. Der Körper braucht ein gewisses Maß an Fett. Egal ob es hierbei um Gesundheit, Fettabbau oder Muskelaufbau geht. Es kommt also auch hier auf das individuelle Maß an, welches sicher auch in einer gesunden Mitte angesiedelt werden kann und somit die Motive der Optik und Eitelkeit und die Bedürfnisse von Gesundheit und Funktionalität verbindet. (Achtung: Ich rede hier nicht von schwer übergewichtigen /adipösen Personen. Solche Leute sind evtl. ernsthaft krank und gehören in die Hände eines kompetenten Arztes und nicht in einen modernen Abenteuerspielplatz bzw. Fitness- und Freizeittreff.)

Zudem reagiert des öfteren der Körper in genau entgegengesetzter Richtung bzw. alles, was nicht in ausreichendem Maße über die Ernährung zugeführt wird, speichert der Körper gerade erst recht auf unerwünschte Weise (das gilt z.B. für Fett, Cholesterin, Salz, Wasser und viele andere lebensnotwendige Nährstoffe, die viel zu oft die Rolle des schwarzen Schafes aufgedrückt bekommen). Aber man war ja schon immer mehr oder weniger geschickt, wenn es darum ging, Symptome zu bekämpfen statt Ursachen zu beheben bzw. das Kind rechtzeitig aus dem Brunnen zu ziehen. Und die derzeitige Gesundheitspolitik wird noch lange dafür sorgen, dass es so bleibt. Zum Glück wird ja am Ende immer alles gut und Wahrheit und Vernunft siegen. Dann wird nicht mehr länger der Fettanteil und dessen verzweifelte Bekämpfung als Indikator in der Methodik des Gesundheitssystems und als angeblich wirksame Messlatte für eben das Wort Gesundheit stehen. Dann wird endlich der prozentuale Anteil an Muskelmasse den Ton und die richtige Richtung angeben. Aber bis dahin ist es noch ein langer Weg und solange diese falsche Gewichtung (Messung des KFA) besteht, wird der herrschende, krankmachende Schlankheitswahn nie aufhören. Es ist wesentlich gesünder, ein ausreichendes Maß an Muskelmasse zu haben, bei gleichzeitig mehr oder weniger hohem natürlichem Fettanteil, als kaum oder gar keine Muskeln (ja es gibt Frauen, die schaffen sogar das und die kann man regelmäßig im Fernsehen als gefeiertes „Schönheitsideal" auf dem Laufsteg bewundern) sein eigen zu nennen und dabei zu viel Fett am Körper zu haben. Ein ausreichend hoher Muskelanteil und damit verbunden ein hoher Wasseranteil sind lebensverlängernder und bejahender, als der ständige krampfhafte Versuch jegliches Fett zu vermeiden und reduzieren zu wollen. Von der Wichtigkeit des Wassers auf die Gesundheit und die Psyche (z.B. depressive Symptome aufgrund von Wasser- und somit Substanz- bzw. Muskelverlust) mal ganz zu schweigen.

Der z.B. stärkste Trend beim Thema Abnehmen ist zur Zeit die radikale Reduktion und teilweise völlige Eliminierung der Kohlenhydrate. Also einem wichtigen Energieträger, der neben den Muskeln, unter anderem ständig das Gehirn versorgt und für unzählige andere Funktionen im Körper Sorge trägt. Auch hier wird, statt mit dem entsprechenden Maß, einfach pauschal vorgegangen und der neu gefundene Schuldige oftmals viel zu drastisch und unkoordiniert aus dem täglichen Speiseplan gestrichen. Was eine extreme und teilweise recht sinnige Methodik in der Wettkampfvorbereitung für einige spezielle Fälle ist, wurde mal wieder blind auf die breite Masse in all seinen exotischsten Ableitungen abgerollt.

Aber die gängigste Methodik, mit der man scheinbar immer noch wirklich jeden leicht und spielerisch überzeugen kann, ist und bleibt das Ausrichten des eigenen Erfolgs am angeblichen Hauptverdächtigen: den Kalorien. Das kennt und glaubt beinahe jeder. Und von den teilweise sehr unterschiedlichen Interpretationen des Wortes Kalorien mal abgesehen (auch hier wird des öfteren noch hoch wissenschaftlich zwischen „guten" und „schlechten" Kalorien unterschieden) und ungeachtet jeglicher genetischer Disposition und individueller Stoffwechselverhältnisse, energetischem Aufwand und variabler Körperkomposition und vielen weiteren anderen wichtigen Faktoren, ist es scheinbar möglich, den eigenen Energie- bzw. Kalorienbedarf inkl. eingegebener Wunschrichtung („shaping, forming, definieren, aufbauen" usw.) am Taschenrechner innerhalb von Sekunden auszurechnen. Aber egal, wie theatralisch und angeblich wissenschaftlich fundiert das Ganze auf das Silbertablett bzw. den Ernährungsplan gezaubert wird, es bleibt nur eine schwache Milchmädchenrechnung. Wenn man sich nämlich z.B. nur einmal vor Augen hält, dass eine Kalorie eine Maßeinheit für Energie darstellt, deren Wert mit Hilfe einer Maschine ermittelt wird, bei der das jeweilige Lebensmittel komplett zu Asche verbrannt wird (die während dieses Vorganges abfallende Energie wird gemessen und ergibt die Menge an Energie bzw. den Kalorienwert) und dann mal einen nüchternen und kritischen Blick auf das morgendliche Geschäft bzw. ins Klo wirft und dann feststellt, dass dort keine Asche vorhanden ist, müsste einem eigentlich einleuchten, dass es schon alleine aus diesem einen kleinen Grund mit dem exakten Ausrechnen und Bestimmen anhand des Körpergewichts nicht so einfach sein kann.
Es gibt gute „Futterverwerter" und schlechte „Futterverwerter" und dazwischen gibt es unzählige individuelle Abstufungen, um nur einen kleinen weiteren Faktor, den man mit heutigen zugänglichen Methoden nicht exakt bestimmen kann, anzufügen.
Alles ist gleich wichtig, auch wenn es sicher nicht immer mengenmäßig in gleichen Anteilen auf den Tisch kommt. Kohlenhydrate, Fette, Eiweiß, Salz, Mineralien, Vitamine, Spurenelemente, Wasser, pflanzliche sekundäre Inhaltsstoffe und viele weitere mehr. Niemand kann und sollte mal eben zu 100 % festlegen was der oder die einzelne ganz genau in Gramm und Kalorie genau zu essen hat und was nicht. Zudem spielt der große Faktor Individualität, neben der Zielsetzung, immer noch eine der größten Rollen. Gerade beim Thema Fettabbau erfordert es viel Geduld und eine systematische Be-

standsaufnahme über oftmals sehr lange Zeit. Wenn ich Trainierende betreue, braucht es nicht selten mehrere Wochen der Inventur und Beobachtung, um das optimale Maß zu ermitteln. Aber danach ist es relativ einfach für alle Beteiligten. Zumal die Geschwindigkeit des Fettabbaus proportional zur vorhandenen Muskelmasse steigt. **Ohne Muskeln kein Fettabbau, Punkt.**
Mit der fehlenden Einstellungen und völlig überzogener Erwartungshaltung wird so was jedoch nie klappen. Einer der Hauptgründe für den ausbleibenden Erfolg ist auch hier wieder, dass man das Kleingedruckte bewusst unter den Tisch fallen lässt. Dauerhafte Körperformung + Fettreduzierung ist in der Praxis ein sehr langwieriger und oftmals sehr mühseliger Prozess. Da so etwas aber keiner in der Zirkusbranche „Fitness & Schönheit" weder hören noch wahrhaben möchte (da sie sonst einpacken könnte, das ist der einfache Grund), wird es noch lange so sein, dass jene weiterhin den Leuten das Geld aus der Tasche ziehen, welche Erfolge in kürzester Zeit versprechen bzw. die grössten Märchen erzählen.

Aber im Grunde genommen geht es in diesem Buch hauptsächlich um effektives Training und die Zunahme von Muskelmasse. Dies sollte eigentlich das grundlegende Ziel eines jeden Gewichtstrainings sein. Größere und stärkere Muskeln. Damit verbunden steigt halt das Körpergewicht.

„Große Esser bauen große Muskeln auf",
war mal ein Leitspruch, der klar machen sollte, dass Wachstum eine ganze Menge Energie erfordert und man nur schlecht zwei wilde Pferde (maximaler Muskelaufbau und maximaler Fettabbau) gleichzeitig anbinden kann.
Das aus einer einst belächelten ***Körperkultur*** eine dynamisch angehauchte ***Esskultur*** wurde, konnte ja keiner ahnen.
Ständige Ausweichmanöver vor dem notwendigen Übel hartes Training, in Form von vielversprechenden Wunder- und Hungerdiäten, mit denen man sich in tollste Formen und Muskelmassen zu essen oder gar zu hungern wünscht und hofft, sind die traurige und mittlerweile sehr gängige Folge. Aber ohne Muskeln und hartes Training wird das mit dem Abnehm- und Diätwahn, bei möglichst ständig wachsendem und poliertem Muskelrelief, leider nur ein hilfloses Hoffen und Streben bleiben. Man stellt sich halt gerne blind und dumm, wenn es um viel Schweiß geht. Aber erst kommt nun einmal A und dann B und nie umgekehrt. Und wenn es etwas gibt, das man evtl. mit dem Wörtern „magisch" und „wundersam" titulieren kann, dann ist und bleibt es der Effekt, den eine gestie gene Muskelmasse unter anderem auf das körperliche Erscheinungsbild hat. Aber zu dem wunderartigen Nebeneffekt, dass Training mit Gewichten auf lange Sicht wesentlich effektiver überflüssiges Körperfett verbrennt, später mehr.

In Sachen Gewichtszunahme bzw. Muskelaufbau und der damit auftauchenden Thematik des Eiweißbedarfs, ist es relativ gesehen etwas einfacher, wenn es um die grobe Vorgabe von Mengenangaben geht. Vor allem wenn gleichzeitig nicht so streng auf den Körperfettanteil geschaut wird. Aber auch hier wird das Spiel leider viel zu oft zu einseitig ausgelegt.

Ein Forscher untersucht eine Spinne. Er lässt sie dafür über einen Tisch laufen und misst anschließend ihre Laufgeschwindigkeit.
Nach dem ersten Durchlauf und notierter Zeit, hackt er ihr eines von ihren acht Beinen ab und lässt sie abermals über den Tisch rennen. Sie ist etwas langsamer geworden und für den nächsten Versuch hackt er ihr abermals ein Bein ab. Auch wird die verringerte Zeit schriftlich festgehalten und analysiert.
Als er ihr schließlich das letzte Bein abhackt und die Spinne, trotz lautstarkem anfeuern und heftigem schlagen auf den Tisch nicht weiter läuft, notiert er in seinen Aufzeichnungen: „Die Spinne ist taub".

Es sollte irgendwo klar sein, dass der Nährstoffbedarf erhöht ist, wenn man sich körperlich schwer betätigt. Der Energie- und der Baustoffwechsel werden durch das Training stark erhöht. Durch die hohe Belastung auf das Muskelgewebe, wird Muskeleiweiß schwer belastet und teilweise verschlissen, sodass es von Nöten wird und erfolgreiche und akzeptierte Praxis ist, möglichst eine ausreichende Menge an Baumaterial, sprich Proteine (Eiweiß), zu sich zu nehmen. Einerseits, um den Schaden zu beheben und andererseits, um ein „Mehr" bzw. eine Überkompensation zu ermöglichen. Aber ich kann nicht erwarten, dass ich einfach nur mehr Eiweiß zu mir nehmen muss, um jegliches Maß an Belastung und Schädigung mal eben so kompensieren zu können. Wenn man dreimal die Woche trainieren geht und gute Resultate erzielt werden und dann das Pensum auf sechs Tage die Woche erhöht wird und sich trotz gleichzeitig verdoppelter Eiweißzufuhr keine Resultate einstellen, dann ist nicht die Proteinzufuhr oder gar das gekaufte Eiweißpräparat schuld. Es könnte auch noch mal das Dreifache an Proteinen verzehrt werden, es würde sich nicht viel tun. Man wäre einfach nur schwer übertrainiert (und nicht taub, um ein wenig an die Geschichte mit der Spinne anzuknüpfen). Da hilft auch keine noch so hohe Eiweißzufuhr. Eiweiß ist kein Zaubermittel oder Wunderpulver, sondern ein Nährstoff, welcher für die unterschiedlichen Zwecke im Körper gebraucht wird. Und wenn es ausreicht, den Muskel nur soweit zu belasten, dass er reagiert und wächst und es keinen Sinn macht, mehr als nötig zu trainieren, dann reicht es auch, einen notwendigen Anteil an Proteinen zu sich zu nehmen, weil ein Mehr als das nicht einfach und automatisch ein weiteres Mehr an Muskeln herbeizaubert. Effektives Training bleibt der Auslöser und wenn dies nicht geschieht oder auf der anderen Seite der Skala zu gravierend übertrieben wird, bewirkt selbst die perfekteste Ernährung nichts.

Der Eiweißbedarf richtet sich unter anderem nach dem prozentualen Anteil der vorhandenen Muskelmasse und der damit erbrachten bzw. möglichen Belastung. Eine durchschnittliche Person A, die einen Muskelanteil von ca. 30% hat und dabei 100 kg wiegt,

hat einen wesentlich geringeren Eiweißbedarf als eine Person B, welche auch 100 kg wiegt, aber einen Muskelanteil von ca. 70% , (was auf hoher Leistungsebene vorkommen kann) vorweist und dabei noch eine viel höhere Belastungsdichte im Training aufbringt. Somit ist die Methode den Eiweißbedarf alleine am Körpergewicht festzumachen leider nicht optimal.
Ich will jetzt nicht in Stein hauen, dass PITT-Force® aufgrund geringerer Übertrainingsgefahr einen niedrigeren Eiweißbedarf als üblich nach sich zieht. Aber für mich erscheint es nachvollziehbar, dass, wenn ich nur die nötige Belastung erziele, um Muskeln zum Wachsen anzuregen und eben nicht noch unnötigerweise eine Unzahl von Reizen über das nötige Maß hinaus setze und dabei einen starken übermäßigen Verschleiß provoziere, ich auch im Umkehrschluss nicht mehr soviel Protein benötige. Gerade ein zu hochvolumiges Training in Verbindung mit viel zu schweren Gewichten, verursacht einen extremen, mehr als nötigen Verschleiß und es ist keinesfalls sichergestellt, dass dies selbst mit höchsten Proteingaben auch immer wieder behoben werden kann. Zudem beißt sich der Hund zunehmend in seinen eigenen Schwanz bzw. ich schaufele ein viel zu tiefes Loch und versuche dies anschließend mit einem Übermaß an Nährstoffen auszugleichen. Ein Schritt vor, ein Schritt zurück. Denn eine Nahrungsmenge über die eigene Verdauungstoleranzgrenze hinaus erfordert auch einfach wieder nur mehr Energie und Erholung. Ständige Müdigkeit und Völlegefühl können oft erste Anzeichen sein, dass der Körper noch mal eine Portion mehr Erholung benötigt, nur um die Ernährung, welche ja die Erholung fördern sollte, auch verdauen zu können. Denn auch der Verdauungsvorgang selbst kostet Energie.

Wie viel Eiweiß sollte man nun, um bei obigem Beispiel zu bleiben, denn nun ca. zu sich nehmen?
Wenn man von der klassischen Formel 2 bis 3 Gramm Eiweiß pro kg Körpergewicht ausginge, so wäre der Bedarf bei oben angeführten Personen (100 kg Körpergewicht) jeweils um die 200-300 Gramm Eiweiß pro Tag anzusiedeln. Die Person, welche nur einen Muskelanteil von ca. 30% aufweist, würde im günstigsten Falle einfach nur fetter werden, während die Person mit dem höheren Anteil an Muskelmasse den Bedarf theoretisch erfüllen könnte. Wenn man jedoch statt dem absoluten Körpergewicht, nun die Muskelmagermasse als Richtwert ansetzt und 1kg Muskeln mit jeweils ca. 4g Protein ansetzen würde, dann käme man in beiden Fällen einem tatsächlichen individuellen Bedarf sicher etwas näher. Person A würde ca. 120g und Person B würde ca. 320g Eiweiß zu sich nehmen. Dies wäre eher vertretbar und angemessen und ich denke, dass nur in extremsten und seltenen Fällen mehr als 400g Eiweiß pro Tag nötig sind. Für regulär Trainierende, welche sich nicht auf extremer Leistungsebene bewegen bzw. nicht auf Wettkampfbühnen herumturnen und posieren, reichen zwischen 150 bis 200 g pro Tag locker für die Zielsetzung Muskelaufbau aus. Zumal es ja alles nicht nur eine Frage der Quantität, sondern auch der Qualität ist (also was ist es für eine Eiweißquelle bzw. welche mehr oder weniger hochwertigen Lebensmittel werden verzehrt).

Auch wenn auf den folgenden Seiten die Fahne für möglichst naturbelassene Kost hoch gehalten wird, ist es oftmals nicht verkehrt, seine tägliche Proteinzufuhr, wenn sie denn auch durch hartes Training erhöht ist, durch entsprechende Proteinpräparate zu ergänzen.

Aber bitte:
Diese Eiweißkonzentrate und anderen Produkte, so genannte „Supplements" waren und sind als **Ergänzung**, also als sinnvolle Unterstützung (z.B. in einem Sinne, dass es eben nicht für jeden mal eben möglich ist den ganzen Tag zu kochen usw.) und niemals als **Ersatz** in das Spiel gebracht worden. Ein Mangel an Einsatz bei PITT-Force® und eine unbefriedigende Kongruenz bei der Ernährung können mit keiner Pille und keinem Pulver kompensiert werden. Somit können wesentlich mehr als ein bis zwei **„Ei**weißshakes" pro Tag (und/oder evtl. noch ein „Creatinpräparat") niemals im Sinne des Erfinders sein. Da sich im Zuge der Fitnesswelle jedoch mittlerweile eine eigene milliardenschwere Industrie auf diesem Gebiet gebildet hat und auf die Denkprogramme der Kunden perfekt zugeschnitten wurde, ist es oftmals nicht so leicht, einen verblendeten Trainierenden, welcher voller Stolz die Werbeslogans der mannigfaltigen Präparate verinnerlicht hat („Placebo-Effekt"), davon zu überzeugen, dass man Muskeln halt nur mit jahrelangem Training aufbaut, ohne dass dieser nicht gleich aus Angst vor Muskelschwund (wegen dem angeratenen Verzicht auf eine überflüssige Pulver- und Pillenmast) zu Eis erstarrt.

Letztendlich entscheidet auch wieder einmal die individuelle genetische Disposition, wie viel Nahrungseiweiß überhaupt vom Verdauungstrakt und der Muskelzelle selbst verstoffwechselt und vor allem verwertet werden kann. Und selbst wenn dann mal oder auch öfter nicht der erstrebte und über den Daumen errechnete Eiweißbedarf erzielt wird, besteht absolut kein Grund zur Panik vor gefürchteten sofortigen, massiven Substanzverlusten. Der so genannte körpereigene **Aminosäurepool**, der dafür Sorge trägt, dass für den Baustoffwechsel des Körpers **immer** ausreichend Baumaterial in Form von Aminosäuren (also die einzelnen Bausteine des Proteins) vorhanden ist, ist immer gefüllt und wird auch nicht so schnell mal eben leer werden.
Nur alleine durch den Verdauungsvorgang selbst, bei dem z.B. Darmzotten verschlissen und somit für den eigenen Baustoffwechsel mit verstoffwechselt werden, ist immer dafür gesorgt, dass eine gewisse Menge an Aminosäuren im Pool vorhanden ist.
Es gibt eine kurze Restitutionsphase (Wiederherstellungsphase), welche direkt nach dem Training einige Stunden anhält (welche von der Eiweißindustrie für den Laien werbewirksam auf den amüsanten Ausdruck „**anaboles Fenster**" getauft wurde...) und eine lange Restitutionsphase (welche cleverer Weise noch keine besondere Aufmerksamkeit erfuhr...), die über mehrere Tage anhält. Es ist somit in unseren Breiten ziemlich unwahrscheinlich, dass man in diesen beiden Zeiträumen kaum oder gar keine Nahrung zu sich nimmt. Das heißt im falschen Umkehrschluss natürlich nicht, dass man sich eine zu geringe Eiweißzufuhr auf Dauer erlauben kann.

Eine Erhöhung des regelmäßigen Eiweißkonsums hat sich sehr erfolgreich und ziemlich gesichert in der Welt des leistungsorientierten Kraftsports etabliert und ist eine echte Option, gerade für Personen, die sich mit dem Muskel- und Kraftaufbau etwas schwer tun. Aber man muss sich ja auch hier nicht wieder ins andere Extrem hinein steigern bzw. auf eine beinahe stündliche Eiweißmast umschwenken. Das Gras wächst nicht schneller, wenn man daran zieht und Wachstum stellt sich nicht automatisch ein, nur weil man seinen Körper förmlich mit Nährstoffen überschüttet. Es gibt auch bei diesem Thema wieder Trainierende, die scheinbar mit kaum oder nicht nennenswert erhöhtem Konsum spektakulär zulegen können, aber die sind, wie beim Training, mit einer größeren Anpassungstoleranz ausgestattet und somit eher als eine Ausnahme und nicht als die Regel anzusehen.

Apropos Genetik, wie steht es denn nun mit dem oftmaligen Vorgehen, alle Parameter von Training bis hin zur Ernährung an so besagten drei verschiedenen „Körpertypen" festzumachen? Macht das Sinn oder ist es wieder nur einer von vielen Taschenspielertricks der Fitnessgurus?
Wenn man sich etwas intensiver mit dem Ursprungsmodell befasst (zumal die damaligen Entwickler sicher nicht bei ihren Forschungen an Bodybuilder oder gar Schlankheitswahn gedacht hatten) und dann dieses mit der daraus entstandenen und für die Zwecke der Fitnesswelt kastrierten und zur „Luxusschubladenversion" (hier ist das duale Denken pfiffigerweise gleich auf drei Optionen aufgestockt worden) verkümmerten Universalanleitung heutiger Tage vergleicht, wird einem schnell klar, dass hierbei wieder einmal nach dem Prinzip Hoffnung nur weitere Versionen des Spiels „Glaube versetzt Berge" in den leicht zu beeinflussenden Kopf vieler unwissender Trainierender gestreut wurden.
Das Modell der drei Körpertypen ist nämlich eine teilweise sehr durchdachte und ganz nette, wenn auch recht komplexe Geschichte. Die Auslegungen zur Muskulösität sind in vielen Aspekten ähnlich den Beobachtungen, welche man an den BB Wettkampfathleten leicht feststellen kann.

Ich habe u.a. zudem über die Jahre an von mir betreuten Athleten feststellen können, dass die **Blutgruppe 0** wesentlich häufiger vertreten ist. Von im Schnitt zehn Athleten hatten jeweils 8 die Blutgruppe 0 und das, so denke ich, kann kein Zufall sein (die Blutgruppe 0 ist quasi die „Ur-Blutgruppe" in der Menschheitsgeschichte).

Aber eine tiefere Ausführung der Thematik würde nur zu weiteren evtl. Pauschalisierungen und Fehlableitungen führen und wirklich den Rahmen hier sprengen. Halten wir einfach fest, dass die Idee der Typenlehre im Ansatz ganz nett ist, aber durch den Faktor Zeit („stille Post") und duale Denkprozesse wieder mal zum Instrument der Fitnessphilosophien und deren Zwecke dezimiert und missbraucht wurde.

Die Sache war halt anders gedacht, als sie sich so manche Anwender gerne zurecht biegen. Aber so etwas ist ja oft voraussehbar, dass wenn etwas nur zur Hälfte gelesen und wiederum nur zu einem Drittel verstanden wurde, nicht in der ursprünglich vorliegenden Form weiter gegeben wird. Gratis dazu werden dann oft noch scheinlogische, völlig verallgemeinerte und teilweise sogar sehr unsinnige Universalableitungen für den jeweiligen ratsuchenden Trainierenden aus den individuellen Bereichen der Trainings- und Ernährungsplanung gestrickt.
Dieses blockiert dann entweder den neben Training und Genetik wichtigsten Faktor, die Motivation (wenn man nur lange genug glaubt, dass man von Natur aus halt immer dünn oder dick bleiben wird und laut der Voodoo-Prophezeiungen auch niemals nur annähernd die Muskeln aufbauen wird, die man sich wünscht, dann wird dies auch leider so passieren) oder aber es weckt die verschwommene Hoffnung, dass man nun endlich das richtige Programm und die richtige Diät gefunden hat, um den eigenen genetischen Code „auszutricksen".

„Hurra, ich bin ja gar nicht zu faul im Training, ich habe einfach einen zu schnellen Stoffwechsel und ich muss also noch viel weniger trainieren und nur ausschließlich schwere Grundübungen mit beinahe maximalen Gewichten machen und ich muss am besten nur noch essen und alles wahllos in rauen Mengen sinnlos in mich ständig reinstopfen."

Oder

„Hurra, ich bin ja gar nicht zu willensschwach, ich leide nicht unter einem Fresszwang und es liegt auch nicht an mangelnder Kongruenz oder Disziplin. Ich bin halt von Natur aus dick und kann dagegen eigentlich nichts machen. Aber ich brauche nur leichte Gewichte für endlose Wdh verwenden und ich muss mich ja viel mehr den allheilenden Ausdauertätigkeiten hingeben. Am besten erfreue ich schon früh morgens meine Nachbarn mit Seilchenspringen und Aerobic-Hampeleien vor dem Fernseher und sitze zudem stundenlang stupide auf hochmodernen Cardiogeräten und trampele mir dabei jegliche Überbleibsel an Muskelmasse systematisch weg und wenn mir dann zu alledem noch der Genitalbereich dauerhaft einschläft, bin ich auf dem richtigen Weg zur Idealfigur. Und ob ich nun anschließend die belohnende Tüte Chips esse oder nicht, ...was soll's?! Ich werde ja aufgrund meiner angeblich miesen Anlagen niemals den allerorts so angehimmelten Waschbrettbauch mein eigen nennen können, wie ich ihn mir noch heimlich wünsche, also fällt die eine Tüte Mist ja nicht so ins Gewicht."

Aber selbst bei hunderten von theoretischen möglichen Fällen, welche eine Typenlehre bei ursprünglicher korrekter Anwendung ergeben kann, trifft es aus Gründen der Individualität niemals die mittlerweile beinahe 7 Milliarden tatsächlichen Fälle, welche auf diesem Planeten existieren. Und was ist vor allem mit diversen Einzelfällen? Was ist z.B. mit den Personen, welche ein Schilddrüsenproblem haben (zumal ja beinahe jeder

zweite, der ein Gewichtsproblem hat, dies bei persönlicher Befragung auf die Schilddrüse schiebt, was unweigerlich dazu führte, dass gefährliche Schilddrüsenhormone heutzutage mit zu den am meisten verordneten Medikamenten zählen...)? Was ist mit Leuten, die ein Aufmerksamkeitsdefizitsyndrom (ADS bzw. „Zappelphillip"-Syndrom oder „Hans guck in die Luft"-Syndrom) haben? Wenn man bedenkt, dass ca. 20% der Bevölkerung mehr oder weniger unter ADS leiden (zumal die meisten Erwachsenen das gar nicht wissen, weil ihnen erzählt wurde, dass es sich angeblich mit dem Alter „auswächst", was aber nun mal leider nicht stimmt), so ist es oft nicht verwunderlich, dass es trotz durchdachter Trainings- und Ernährungsplanung aufgrund individueller Stoffwechselverhältnisse, nicht immer wie erwartet klappt (und wenn man jetzt noch bedenkt, dass die Hirnmasse und -aktivität einen bedeutsamen Anteil am täglichen Energiebedarf ausmacht, sieht man einmal mehr, wie komplex das Thema optimale Nährstoffzufuhr ist).
Was ist mit sehr gestressten Personen und/oder Trainierenden, die Symptome chronischen Schlafmangels aufweisen (viel Stress und/oder Schlafmangel/-störungen sind auch mit Ursachen für z.B. Übergewicht und/oder ausbleibenden Trainingserfolg) bzw. wie ist es überhaupt mit Individuen, welche durch ihre destruktiven Lebensgewohnheiten scheinbar jedes Maß an Aufwand und genetischen Ansätzen im Keim ersticken? Wie sieht es mit der individuellen Situation an körpereigenen Verdauungsenzymen, Hormonen, Darmbakterien usw. aus?!

Man sieht, die Sache ist echt nicht so einfach mal eben in drei grobe Fälle zu packen. Jeder Mensch hat einen eigenen genetischen Code, der neben Haarfarbe, Augenfarbe, Intelligenzquotient, Körpergröße, ungefähres Alter und unzähligen anderen Eigenschaften mit dafür Sorge trägt, wie viel Muskeln und wie viel Körperfett dieser mal sein eigen nennen kann. Wie schnell und vor allem wie weit Muskeln durch ein effektives und intensives Training wachsen können und wie nachhaltig der körpereigene Fettanteil durch eine unterstützende optimierte Ernährung beeinflusst werden kann, lässt sich nach heutigen Methoden weder unter dem Elektronenmikroskop herausfinden, noch kann es durch Kartenlesen oder horoskopähnliche Schautafeln ausgependelt werden. Der Körper wird zudem immer versuchen, diesen genetischen Fixpunkt zu wahren. Eine signifikante Änderung des körperlichen Erscheinungsbildes über ein individuelles Maß hinaus ist eben nur mit hoher willentlicher Anstrengung, beständigem Training und bei dem zusätzlichen Wunsch nach dauerhafter Reduzierung des Körperfetts, mit strikter Ernährungsweise möglich.
Mit der richtigen Einstellung kann dieses ganz persönliche Selbststudium eine der schönsten Erfahrungen und Herausforderungen für den Rest eines bereicherten Lebens sein.

Die in diesem Buch empfohlenen Ausführungen zur Ernährungsgestaltung geben eine grobe Anleitung für eine Vorgehensweise wieder, welche versucht, eine optimale Schnittmenge zwischen Muskelaufbau, Fettreduzierung und dem Gesundheitsgedanken zu erreichen. Diese Ernährung hat sich im Laufe vieler Jahre aus der Praxis ergeben und sich vielfältig, bei Athleten und Breitensportlern gleichermaßen, mehr als überdurchschnittlich gut bewährt. Es geht hierbei nicht um Richtig oder Falsch, Gut oder Böse, sondern darum, ob etwas funktioniert und dies in einer Weise, welche die Lebensqualität und das körperliche Erscheinungsbild auf positive Weise beeinflusst, fördert und unterstützt und vor allem auch auf Dauer realisierbar ist. Es ist in etwa so aufgebaut, wie sich die betreuten Athleten zu Beginn einer Wettkampfvorbereitung ernähren würden und es kann auch als gute Ausgangsbasis für eine grundsätzliche Ernährungsgestaltung dienen. Je nach individueller und persönlicher Gewichtung können dann einige Punkte (z.B. Nahrungsmenge, Trainingsumfang usw.) intensiviert oder verringert werden.

Die Praxis hat gezeigt, dass es hierbei möglich ist, einen relativ niedrigen und natürlichen Körperfettanteil zu erreichen und/oder zu behalten, bei gleichzeitiger ausreichender Versorgung des Trainierenden mit den benötigten Nährstoffen. Diese Anleitung ist nicht in Stein gehauen und auch wenn ich persönlich der vollen Überzeugung bin, dass es sowohl gesundheits- als auch leistungsfördernd ist, heißt dies noch lange nicht, dass jede Person davon automatisch gesünder wird und seine Lebensspanne auf das Unendliche ausweiten und parallel dazu seinen Körperfettanteil auf 0% absenken kann (Erinnerung: ein KFA weit unter zehn Prozent ist eher pathologisch als gesund).
Es gibt die Aussage, dass die Menschheitsgeschichte gezeigt hat, der Mensch könne eigentlich so ziemlich alles essen und dabei wunderbar überleben und gedeihen und dass eine bewusste und naturbelassene Ernährung nicht immer auch automatisch die Lebensdauer verlängern muss und/oder gesund und/oder leistungsfördernd sei.

Aber ich sehe das so: Selbst wenn es keinen Vorteil hätte, weder bezogen auf die Leistung noch auf die Gesundheit, so ist es doch auch eine Frage der Lebensqualität und nicht nur der Dauer. Jeder, den ich persönlich kennen gelernt habe und sich aus Überzeugung bewusst ernährt (also nicht nur, um für den nächsten Badeurlaub mal eben den Rettungsring wegzaubern zu wollen), machte die besondere Erfahrung, dass sich sein Leben in allen Belangen gravierend bereichert hat.
Dies ist übrigens auch der beste Weg: sich gut zu ernähren, weil man die Einsicht gewonnen hat, sich etwas Gutes dabei zu tun, seinem Körper das zurückzugeben, was er beim Training verbraucht hat und was er wirklich benötigt.
Dass man sich gut zu ernähren versucht, sollte keiner Bestrafung oder einem Leidensweg gleichkommen. Wie lange soll man so etwas mit einer so negativen Einstellung auch durchhalten?! Wenn man es schafft, diese positive Einstellung zu verinnerlichen, dann wird man, nach dem Motto „Glück ist die Fähigkeit zum Verzicht“, auf lange Sicht keine Probleme damit haben, auf Junk Food, Einfachzuckerkonsum usw. mühelos zu verzichten.

Dies soll keine neue Ernährungsfibel werden. Es gibt wirklich schon mehr als genug Literatur zu dem Thema. Aber ich möchte gerne ein Beispiel anführen, welches vielleicht hilft, das Bild von einer belohnenden Ernährung zu untermauern:
Stellen Sie sich mal bitte bildhaft vor, welche Unmengen an Flüssigkeit und fester Nahrung im Verlaufe eines ganzen Lebens ihren Körper durchlaufen. Das sind ganze Waggonladungen voller Lebensmittel, Berge an fester Nahrung und Seen voller Flüssigkeit. Stellen Sie sich nun den einen Berg mit minderwertiger Kost vor und zusätzlich dazu noch all die Container an Geschmacksverstärkern, Zuckeraustauschstoffen und anderen Chemikalien, welche einen Menschen im wahrsten Sinne des Wortes „süchtig" auf weitere Speisen dieser Art machen können (der Versuch sich von der Kost, welche mit schöner Regelmäßigkeit täglich über die Massenmedien beworben wird, zu lösen, kommt nicht selten vielen Anwendern wie ein Entzug vor). Nun denken Sie sich einen Berg daneben, der für all die natürlichen und vor allem naturbelassenen Nahrungsmittel steht (Obst, Gemüse, Reis, Salat, Fisch usw.). Welcher Berg würde am Ende ihres Lebens größer sein?! Welche Folgen könnte dies für Ihr Wohlbefinden, Ihr Aussehen und Ihre Gesundheit haben?! Und fragen Sie sich mal ganz ehrlich, warum Sie sich eigentlich schlecht ernähren? Ist es wirklich aus Gründen des Stresses, der Gewohnheit, Unwissenheit, aus Zeitmangel oder entsteht dieses Verhalten vielleicht aus einer geringen Wertschätzung gegenüber sich selbst? Ist es Selbsthass? Mangel an Selbstwertgefühl? Das Gefühl es nicht besser verdient zu haben? Voreingenommenheit gegenüber einer positiven Lebensweise? Angst vor den eigenen Möglichkeiten und davor endlich klarer denken zu können (so mancher würde sich wundern, inwieweit der **Denkprozess** durch die tägliche Ernährung beeinflusst wird und der ein oder andere geht gerade aus diesem Grund wieder zurück, um sich weiter mit Junk Food zu „betäuben").
Also noch mal: Wir wollen versuchen, den Körper zu belohnen und in seiner Entwicklung zu fördern. Bestrafung, Zwang, Gewalt und negativer Druck erreichen das nicht. Weder beim Training noch beim Essen. Ein „Waschbrettbauch" lässt sich genauso wenig erzwingen wie eine gesunde Lebensweise. Geduldiges Vorgehen aus Einsicht und Leidenschaft ist auch hier auf Dauer die Lösung.

Dasselbe gilt für den derzeit am stärksten propagierten Hype zum Thema Aussehen, Gesundheit und Abnehmwahn: dem allerorts gefeierten Ausdauertraining.
Verstehen Sie mich bitte jetzt nicht falsch. Ausdauer muss man einfach haben. Aber ein Ausdauertraining sollte niemals auf Kosten der Kraft und der Gesundheit gehen. Ein optimales Maß an den konditionellen Fähigkeiten neben der Kraft, also Ausdauer, Beweglichkeit und Schnelligkeit, sind bis zu einem gewissen Grad sicher sehr unterstützend beim Trainingsziel. Aber auch hier kann der Bogen sehr schnell überspannt werden und dies viel zu oft mit der irrigen Überzeugung, dass Ausdauer alle Wunder des menschlichen Wünschens wahr machen wird. Wer partout keine Ausdauer hat und dadurch Probleme hat, einen PITT-Force® Satz zu überstehen, ohne wegen Luftmangel und zu hoher Sauerstoffschuld vorzeitig abzubrechen, der sollte seine Ausdauer

schnellstmöglich auf Vordermann bringen. Dafür braucht man sich aber weder stundenlang auf ein mechanisches Gerät setzen und seinen eigenen Sexualhormonspiegel über Wochen auf den Nullpunkt herunter strampeln, noch muss sich mit stylischer Pulsuhr gewappned, das Pensum eines versierten „Marathon-Profis" aufgeladen werden. Dies bringt im Endeffekt nur eines: chronische Überlastung, Schwächung des Immunsystems und Muskelverlust. Es reicht locker aus, wenn Sie ein beinahe tägliches bis dreimal wöchentliches Pensum von ca. 10 bis maximal 20 Minuten eines z.B. guten Lauftrainings im Wald (so etwas gibt es in jeder Stadt. Noch...) an der frischen Luft absolvieren. Auch ein paar Runden Seilchenspringen/Trampolinspringen und/oder ein ausgewogenes und intensives „Liebesleben" erledigen den Job bestens (zumal wenn mit Gewichten trainiert wird, ein signifikantes Ansteigen des Testosteronspiegels und damit verbunden der Libido, diese Form von „Cardiotraining" irgendwann unausweichlich wird...).

Wer jedoch bereits über eine funktionelle Ausdauer verfügt, wird merken, dass er durch PITT-Force® noch einmal seine Kapazitäten in dieser Richtung gewaltig vergrößern wird. Ich habe schon BB Athleten betreut, welche im Laufe der Trainingsjahre das Ausdauerprofil eines Bundesliga-Fußballers erreichten. Und das nur mit hartem und schweißtreibendem Training am Eisen (u.a. durch Verkürzung der Pausen zwischen den Übungen und Sätzen). Aber dies ist auch sicher nicht die Regel bzw. hier geht es um Kraft und Muskeln und ich will, auch wenn ich diese Erfahrungen öfter gemacht habe, es zu diesem Zeitpunkt nicht pauschalisieren, dass PITT-Force® das tollste „Allroundtraining" für fast alles ist.

„Aber heißt es denn nicht immer, dass man stundenlang auf dem Rad sitzen muss, wenn man trainiert? Wird das Herz sonst nicht zu klein, die Muskeln zu groß und das Bäuchlein zu dick?"

Diese Argumente kann man sicher in der heutigen Zeit in jedem dritten Boulevardmagazin nachblättern, aber auch hier wurden einige Dinge bewusst verdreht, sei es, um den verzweifelt um Mitglieder ringenden Studiobesitzern den neuesten Crosstrainer aufzuschwatzen oder, wie es meistens der Fall ist, um Unsicherheit beim Trainierenden zu schüren, der aus Mangel an Geduld und aus Angst vor ausbleibenden Erfolgen alles nachmacht, was die kommerziell ausgerichtete Welt von Fitness und Diätwahn auf ihre Werbeslogans schreibt.

Auf natürliche Weise können Muskeln nicht zu groß werden und man kann in diesem Sinne einfach gar nicht zu viele Muskeln haben. Hier wurde mal wieder mit der Angst vor einem Mythos geblufft.

Fakt ist zudem, dass der menschliche Körper über eine Herz-Muskelpumpe (die Muskeln unterstützen durch ihre Kontraktionen das Herz in seinem Vorhaben, das Blut durch den Körper zu pumpen) verfügt und diese wird durch systematisches Widerstandstraining stark verbessert. Das Herz alleine hat auf Dauer nicht die Kraft, das Blut durch den ganzen Körper zu pumpen (wer schon mal lange im Krankenhaus gelegen

hat und dabei Anti-Thrombose-Spritzen/Strümpfe bekam, weiß nun wozu dies gedacht ist).
Die Muskeln unterstützen also das Herz hierbei auf beinahe unentbehrliche Weise. Aber so etwas werden Sie nur selten irgendwo zu hören bekommen. Es ist im modernen Studio in der Regel leichter jemanden für zehn Minuten auf einem „Ellipsentrainer“ zu motivieren, als für zehn Minuten an den Gewichten. Leider geht es wohl nur noch selten darum, was wirklich etwas bewirkt, sondern meistens darum was „Kohle“ bringt.
Sie können sich nun entscheiden, ob Sie lieber ihre Muskelmasse vergrößern wollen und dadurch das Herz ein Leben lang unterstützen und zugleich ihre Knochendichte bis ins hohe Alter verstärken (und zudem sicher sein können, dass mit PITT-Force® eine funktionelle Ausdauer gefördert wird) oder ob Sie lieber ein „Ausdauerfreak“ werden wollen. Sie werden dann kaum oder eben zu wenig Muskelmasse haben (vor allem die Entwicklung der „weißen“ Muskelfasern, welche mit steigendem Lebensalter einem zunehmenden Abbau unterliegen, fällt hier unter den Tisch). Unter anderem deswegen müssen Sie dann das Herz immer ständig weiter fordern und vergrößern, damit wenigstens einer im Haus dafür Sorge tragen kann, dass ein mehr oder weniger geregelter Kreislauf erhalten bleibt. Dann wollen wir mal hoffen, dass dies auch, wie von der Cardio-Industrie versprochen, bis ins hohe Alter klappt. Von der Frage, wer dem Knochenschwund dann vorbeugen soll, jetzt mal ganz abgesehen.
Aber parallel zum Zeitpunkt der Entstehung dieses Buches, fällt auch langsam der große Schein der selig gesprochenen und allerorts gepredigten extremen Ausdauersportarten und deren Superhelden-Status von schneller, besser, länger, usw.. Es ist somit nur noch eine Frage der Zeit, bis neben den jüngsten Dopingfällen z.B. im Radsport, andere heilige Kühe auch durch die sensationsgeilen Medien geschlachtet werden. Dann dürfte wohl auch dem letzten klar werden, dass es auch hier nicht für jeden Durchschnittsbürger mal eben möglich ist, solche übermenschlichen Ausdauerakte alleine auf natürliche Weise zu überstehen und weder als Maßstab für die eigenen konditionellen Fähigkeiten herhalten, noch als erstrebenswertes Ideal für jeden bzw. die breite Masse generell dienen können. (Denn auch im Ausdauerbereich wurde von Anfang an das Kleingedruckte bzw. das Thema genetische Voraussetzungen nur allzu gerne übersehen.)

Fakt ist nun einmal, dass ohne ein gewisses Maß an Muskelmasse das Spiel um extreme Fettabnahme usw. einfach nicht klappen kann. Vor allem, wenn es darum geht, dabei wenigstens halbwegs auszusehen wie ein Mensch, der die Wörter „Gesund“, „Sportlich“ oder „Athletisch“ zu seinen Attributen zählen möchte. Erst kommen die Muskeln und dies ist schon langwierig und schwer genug. Danach kann man sich immer noch überlegen, ob man sich zwei schwere Aufgaben auf einmal aufladen möchte.
Wobei ein höherer Muskelanteil und intensives Training mit Gewichten von selbst schon dafür sorgen, dass überflüssiges Körperfett bei ausgewogener Ernährung schneller abgebaut wird, als nur mit Hungern und/oder Ausdauerexzessen alleine. Ein höherer

Grundumsatz, welcher auch während körperlicher Inaktivität mehr Kalorien in Form von Fett verbrennt, ist unter anderem die Folge von regelmäßigem und beständigem Training. Eine der schönsten und angenehmsten Begleiterscheinungen bei PITT-Force® und intensivem Training mit Gewichten generell. Ist das nicht herrlich?! Und dies funktioniert selbst bei zunehmendem Alter und bei beiden Geschlechtern. (Gerade Frauen und ältere trainierende Semester, welche zuvor jahrzehntelang ihren Körper und vor allem ihr Gefäßsystem mit den allgemein akzeptierten Ernährungsempfehlungen aus Körnerwahn und „Milch-Puddinghype" usw. systematisch zugekleistert und verstopft haben, sprechen auf PITT-Force® in Verbindung mit der folgenden aufgeführten Ernährungsanleitung sehr gut an.)

„If it is made by human hands – dont eat it"

Hier nun ganz kurz und knapp zum Ernährungsbasismodell, um eine für den Muskelaufbau unterstützende Nahrungszufuhr zu gestalten, mit der gleichzeitigen Option, den Körperfettanteil auf seinen natürlich vorgesehenen genetischen Punkt zu bringen und dort zu halten:

Konzentrieren Sie sich möglichst auf Lebensmittel wie:

- Obst und Früchte
- Fisch und Meeresfrüchte
- Geflügel
- Ganze Eier
- Reis und Kartoffeln
- Gemüse
- Salate
- Pilze
- Nüsse
- hochwertige pflanzliche Öle

Vermeiden Sie Milchprodukte, Hülsenfrüchte, Mehl und Getreideprodukte, glutenhaltige Lebensmittel, künstliche Fette, Einfachzucker sowie Junk- und Fast Food, alkoholische Getränke und was Ihnen täglich sonst noch über die Werbeslogans der Massenmedien schmackhaft gemacht werden soll.
Schon alleine aus ethischen Gründen sollte der Konsum von Säugetieren (Rind, Schwein usw.) entfallen. Aber das sollten Sie selber entscheiden.

Essen Sie morgens wenig und am Besten gar nichts (Fasten), außer vielleicht etwas Obst oder leicht verdauliche Eiweißsorten oder evtl. einen Proteinshake in Wasser. Ab mittags sollten dann regelmäßig Mahlzeiten mit genug Abständen zwischen den einzelnen Portionen erfolgen.
Direkt nach dem Training ist Obst eine sehr gute Option. Nach ca. einer halben bis einer Stunde nach dem Training hat sich der Organismus wieder soweit beruhigt, dass er bereit ist für eine ausgewogene und kräftige Mahlzeit.
Zwischen 20 und 22 Uhr sollte sich die Nahrungsaufnahme merklich verringern.
Trinken Sie ausreichend und viel und nehmen Sie den Großteil Ihrer Flüssigkeitsaufnahme im Verlaufe des Vormittags ein. Essen und Trinken sollten sie zeitlich trennen.
Achten Sie auf ausreichend Vitamine, Mineralien und Spurenelemente, besonders Vitamin C, Vitamin E , Calcium, Magnesium und Zink.
Finden Sie einen Rhythmus, der Ihnen liegt, bzw. Sie müssen z.B. nicht alle drei Stunden essen, nur weil es jemand in Ihrem Umfeld so macht. Es kann sein, dass Sie wesentlich seltener oder gar häufiger essen können. In der Praxis haben sich jedoch kleine und häufigere Mahlzeiten sehr gut bewährt.
Essen Sie, wenn Ihre Zielsetzung eher zum Fettabbau tendiert möglichst alles getrennt und nicht zu viele verschiedene Lebensmittel auf einmal und halten Sie Ihre Kohlenhydratzufuhr auf einem Optimum, welches Ihnen erlaubt, gut und hart zu trainieren, aber Sie nicht gleichzeitig unter Völlegefühl und/oder Antriebslosigkeit leiden. Hungern Sie vor allem nicht. Muskelwachstum benötigt eine Menge Energie und sollte immer an erster Stelle stehen.

Wenn Sie hingegen eher zu der Personengruppe gehören, der eine Gewichtszunahme sehr schwer fällt und zudem noch sehr jung sind, dann können Sie auch alles durcheinander und ständig und sehr viel essen. Teilweise müssen dies einige untergewichtige Individuen sogar tun, damit überhaupt was an sie dran kommt. Gerade bei diesen Personengruppen sind sämtliche Milch- und Getreideprodukte in großen Mengen oftmals die kompromisslosen Mittel der Wahl. Diese Menschen haben genau wie das andere Extrem, also schwer übergewichtige Personen, evtl. ein gesundheitliches Problem und oftmals scheint ein „mastähnliches“ Essverhalten (+viel Ruhe bzw. Schlaf) nach dem Motto „alles essen, was Gott verboten und der Mensch erschaffen hat“, in Verbindung mit einem intensiven Training die einzige Lösung zu sein.
Wer es allerdings auch hier aus Überzeugung und Einsicht schafft, nur Gutes zu essen und das in den entsprechenden Mengen, ist auf lange Sicht sicher genauso erfolgreich bei der Gewichtszunahme und verbessert zudem Power und Lebensqualität (und kann sich gleichzeitig mächtig auf die Schulter klopfen).

5. Trainingspläne für Fortgeschrittene

Folgende Pläne sind als Beispielpläne gedacht. Sie sollen vor allem fortgeschrittenen Trainierenden und eben jenen, welche die nötige Toleranz besitzen, als grobe Orientierungshilfe bei der eigenen Planung dienen.
Mit ein bisschen Cleverness und Kreativität kann man sämtliche aufgeführten Übungen so modifizieren, dass es wunderbar möglich ist, die Prinzipien von PITT-Force® anzuwenden.

Die Parameter, welche Muskelwachstum auslösen sind zwar bei allen Trainierenden auf dieser Welt gleich, aber wenn es um den Umfang und die Häufigkeit geht, sind Menschen doch sehr verschieden. Im Einzelfall kann es also sehr gut vorkommen, dass sich diese beiden Größen einer genaueren Feinabstimmung unterziehen müssen. Wenn es also von Nöten ist z.B. einen Tag länger zu pausieren oder eine Übung weniger zu machen, so ist das nichts ungewöhnliches.
Im Zweifelsfall ist es immer ratsam eher weniger und/oder seltener zu trainieren.
Die Versuchung mehr machen zu wollen, als es die eigenen Voraussetzungen erlauben, ist vor allem bei übermotivierten Trainierenden und/oder Anfängern ein häufiger Fall. Aber ich gehe davon aus, dass der Leser, welcher bis hier her gekommen ist, auch smart genug ist, den für sich optimalen Ansatz herauszufinden und dass eben nicht wieder einfach nur mehr trainiert wird, weil man meint, dass man dies so machen muss bzw. weil die eigene Ungeduld versucht ein Ergebnis erzwingen zu wollen, welches sich nun mal leider nicht beschleunigen lässt.

Trainiere ich mehr und/oder öfter als es mir möglich ist, so verlangsame ich auf Dauer genauso die eigene Wachstumsgeschwindigkeit, als wenn ich zu wenig und/oder zu selten trainiere. Das Stadium des Fortgeschrittenen setzt also nicht nur eine gestiegene Leistungsdichte voraus, sondern vielmehr die Erfahrung zu wissen, wann es zuwenig, wann es genug und wann es vor allem zuviel ist. Auf diesem Level haben sich Vernunft und Motivation schon lange die Hand geschüttelt und haben gemeinsam den Impact der Belastung und die eigenen Reserven im Auge. Ein erfahrener Trainierender trainiert dann mehr und/oder öfter, wenn es nötig wird und weil er weiß, das dies der einzige Weg ist, sich weiter zu verbessern. Zudem verbietet ihm seine Ehrlichkeit zu sich selbst, dass eine Erhöhung des Umfangs auf Kosten der Intensität stattfinden würde.
Ein Trainingstagebuch ist eine unverzichtbare Hilfe, wenn es darum geht, dieses Level zu erreichen. Letztendlich heißt das Spiel immer wieder Progression und Beständigkeit.

Trainingspläne für: Ein Tag Training – Zwei Tage Pause

Beispiel 1:

WORKOUT 1

Schrägbankdrücken
Kniebeuge
Überzüge
Kreuzheben gestreckt

WORKOUT 2

Klimmzüge
Dips
Kreuzheben/ Rudern vorgebeugt im Powerrack („/ „ bedeutet im Wechsel von Workout zu Workout)
Shrugs im Powerrack

Beispiel 2:

WORKOUT 1

Schrägbankdrücken
Seitheben angelehnt auf der Schrägbank
Kniebeuge
Überzüge
Kreuzheben gestreckt

WORKOUT 2

Klimmzüge
Dips
Rudern aufrecht im Powerrack
Kreuzheben/ Rudern vorgebeugt
Seitheben liegend auf dem Boden (Start mit der Kurzhantel auf Gesichtshöhe)

Trainingspläne für: Ein Tag Training – Ein Tag Pause

Beispiel 1:

WORKOUT 1A

Schrägbankdrücken im Powerrack
Butterfly-Maschine
Frontdrücken im Powerrack
Seitheben angelehnt
Trizeps liegend (French press) oder im Powerrack

WORKOUT 2A

Kniebeuge
Beinbeuger einzeln
Klimmzüge
T-Bar Rudern
Bizepsmaschine

WORKOUT 1B

Brustmaschine (z.B. Multipresse)
Kabelcross
Schultermaschine (z.B. Multipresse)
Seithebenmaschine
Trizepsdrücken mit der Kurzhantel hinter Kopf

WORKOUT 2B

Beinpresse/ Ausfallschritte
Beinbeuger sitzend
Klimmzugmaschine
Rudermaschine (z.B. duales System)
Langhantelcurl im Powerrack

Beispiel 2:

WORKOUT 1

Brustmaschine (z.B. duales System)
Flieger auf dem Boden
Überzüge
Latzug (z.B. duales System oder am Kabelturm)
Kreuzheben/ Rudern vorgebeugt

WORKOUT 2

Kniebeuge/ Beinpresse
Beinbeuger
Beinstrecker

WORKOUT 3

Nackendrücken an der Multipresse
Seitheben am Kabel
Rear Deltoid Maschine
Trizepsmaschine
Kabelcurls im Liegen auf einer Bank

Beispiel 3:

WORKOUT 1

Brustmaschine
Überzüge
Langhantelcurl im Powerrack

WOKOUT 2

Kniebeuge
Beinpresse
Beinbeuger stehend

WOKOUT 3

Frontdrücken im Powerrack
Seithebenmaschine
Enges Bankdrücken im Powerrack

WORKOUT 4

Überzugmaschine
Kurzhantelrudern
Klimmzüge
Kreuzheben

„Motivation is what drives you forward, more than any other ting. If you have it, whoopee! You are a driven man. You are hooked on bodybuilding, and nothing can hold you back. The gas pedal is looked in down position, and all you have to do is steer.
I well remember my younger days when I, too, was a "driven" man. Bodybuilding was the only thing in my life. Nothing else mattered. I would not lift anything if it wasn`t either a dumbell or a barbell. Reading? No way – unless it was about muscles. Conversation? Only on the subject of bodybuilding. Yes, sir, in those glorious misspent days, I would turn down dates, wedding invitations, trips, hikes, anything, all because of the possibility of missing a precious, almost sacred workout. How I cursed the bodybuilding magazines of the day for insisting that one should only train three times a week. Why, I could have trained six hours daily every day!"

Robert Kennedy

„Das Wort "Aufgeben" kenne ich nicht und auch Sie sollten es aus Ihrem Vokabular streichen.
Versinken Sie nicht in die Mittelmäßigkeit, nur weil Sie glauben, Reife sei gleichbedeutend mit der Aufgabe aller Ziele und Ideale und damit letztlich allen Selbstwertgefühls. Halten Sie ihre Ideale hoch und geben Sie Ihnen Gestalt in der Wirklichkeit.
Seien Sie nicht nur Bodybuilder. Sehen Sie in Ihren Muskeln den Ausdruck Ihrer Selbstverwirklichung. Werden Sie der bestmögliche Bodybuilder, der Sie werden können!"

Mike Mentzer

Empfehlenswerte Literatur

Hartmann J.; Tünnemann H.: Modernes Krafttraining, Berlin 1988

Kieser W.: Die Seele der Muskeln – Krafttraining jenseits von Sport und Show, Zürich 1999.

Schneider E.: Krafttraining für Kung-Fu und Karate, Burg Fehmarn 1983

Strossen Randall J.: Super Kniebeugen Novagenics Verlag 1995

Zatsiorsky Vladimir M.: Krafttraining – Praxis und Wissenschaft, Champaign-IL, USA, Aachen 2000